Tout n'est pas foutu !

Jean-Marc Sylvestre

Tout n'est pas foutu !

Albin Michel

Avertissement

Attention, ce livre est dangereux. Il parle d'un poison qui tue. Certaines scènes peuvent choquer, voire même heurter, parce qu'il parle de ce dont on ne doit pas parler ou seulement avec moultes précautions. Ce livre ne prend aucune précaution. Ce livre parle du cancer. Pas de n'importe quel cancer. Le petit cancer de l'homme, celui qui tue l'amour. Alors bien sûr c'est tabou.

Pour ne froisser ou blesser personne, la plupart des noms ont donc été changés, sauf pour les personnalités publiques qui sont citées ou qui ont témoigné.

Tout est vrai, les personnages, ce qu'ils disent et les lieux, mais pour ne choquer personne, je dirai comme Franz-Olivier Giesbert, qui a, lui aussi, écrit de façon romancée son combat acharné contre le cancer : « Tout est faux, sauf l'amour, le cancer et moi-même. »

JMS…

Il faut que je vous dise…

« Voilà : je ne bande plus. Ma verge est morte, réduite à une vague présence sans vie, sans chaleur, un truc qui pendouille, une peau ridée par où passe l'urine, l'urine et rien d'autre. Je n'ai plus de sperme. Rien. Pas de liquide séminal.

– De toute façon, il ne vous servirait plus à rien. Vous n'avez pas l'intention de faire des enfants, n'est-ce pas ? »

Ce jour-là, je suis sorti de l'hôpital seul. Je ne souffrais pas, j'avais un peu maigri après l'opération, mais ça ne se voyait guère. Franchement, personne ne pouvait soupçonner ce qui m'était arrivé et tant mieux. Je ne voulais voir personne. Je voulais rentrer chez moi et m'enfermer seul. Couper le téléphone. J'ai simplement demandé au chauffeur de taxi de m'arrêter à la FNAC de la rue de Rennes quelques minutes pour acheter un livre dont une infirmière m'avait parlé.

« Ça pourra vous aider… » m'avait-elle dit gentiment.

En remontant dans le taxi, les premières lignes du livre de Tahar Ben Jelloun m'ont chamboulé. J'avais adoré *La Nuit sacrée* qui lui avait valu le prix Goncourt, mais honnêtement, j'étais passé à côté de *L'Ablation*. Et là, je pleurais comme un enfant en découvrant qu'il décrivait en trois lignes ce qu'il m'était arrivé. Trois lignes froides, terribles…

Lire ces lignes m'a fait un bien fou. Je n'étais donc pas seul à pleurer comme un vieux con… Ces quelques lignes m'ont peut-être sauvé la vie. J'avais une telle envie de parler, et même de crier, ces trois lignes le faisaient pour moi.

« Ça va, monsieur ? On arrive chez vous. Vous voulez que je vous accompagne jusqu'à votre porte ?

– Non merci, ça va allez.

– Je crois que vous êtes sorti de l'hôpital avec de mauvaises nouvelles ? Vous savez, les médecins se trompent parfois !

– Non, mais ne vous inquiétez pas. Rien de grave, ça va aller ! »

Ça devait aller, oui bien sûr. Il le fallait, je n'avais plus le choix ! Si les médecins se sont trompés, il était trop tard. Ma vie était foutue…

Jusqu'à ce jour, le cancer de la prostate était théorique pour moi. Je savais qu'il tuait plus de 10 000 hommes par an, en général dans des souffrances épouvantables…

Comme beaucoup, je pensais que le cancer, « ça n'arrive qu'aux autres »... C'est très con comme réflexion mais c'est comme ça. Aujourd'hui, en sortant de l'hôpital où on m'avait fait une ablation totale de la prostate, je savais certes que j'étais entré dans le club des 50 000 « mecs » par an chez qui on dépiste la tumeur, mais en plus j'avais « choisi » d'accéder à la caste « premium » : ceux qui « choisissent » de se faire opérer. Combien sommes-nous dans ce cas-là chaque année, 20 000, 30 000 ? Impossible à dire parce que ceux-là ne s'en vantent pas. Et les services de santé sont avares d'informations car les médecins eux-mêmes ne sont pas d'accord.

Ce livre raconte donc dix années de galère tenues secrètes. Parce qu'effectivement ceux qui sont touchés par ce cancer-là ne se racontent pas. Tout ce qui se rapporte au cancer en général est tellement anxiogène que le mot lui-même est tabou. Quand, en plus, le cancer touche à l'intimité la plus profonde de l'homme, c'est double peine. Dans ce climat où la pudeur se dispute à la morale, le devoir est de s'interdire ce genre de confidences.

Au contraire, je crois que ces dix années pendant lesquelles on se bat avec l'angoisse de disparaître, il faut les raconter pour comprendre cette panique qui naît de la certitude de ne plus jamais vivre comme avant. Jamais plus exister comme avant. Vivre avec le stress de ne pouvoir parler à personne de ce mal qui vous ronge. Parce que la honte vous submerge. Oui, la honte ! Par l'humiliation aussi de s'être fait violer, puis voler une partie de son identité et de sa force. Avec des heures de silence et de solitude que l'on essaie de briser par des excès d'euphorie ou des overdoses de travail mais qui ne trompent personne et surtout pas soi-même. La pudeur, l'exigence moralisatrice ou l'indifférence des autres vous protègent. L'indifférence surtout. Ces choses-là n'arrivent qu'aux autres.

Le cancer est terrifiant pour tout le monde. Il est terrible pour ceux qu'il cible. Terrible, insupportable. C'est le mal absolu que l'on cache le plus longtemps possible à ses proches. Parce que le cancer sent la mort certaine. Y compris chez ceux qui s'en sortent et ils sont de plus en plus nombreux heureusement. Mais, tous ceux qui gagnent la bataille ne sauront jamais si la guerre est définitivement finie, oubliée. Ceux-là ne passent pas une heure de leur vie sans être traversés par l'angoisse que la bête se réveille, sans prévenir de l'endroit où elle va mordre à nouveau. Et vous terrasser pour de bon. La rémission est toujours précaire, provisoire. Aujourd'hui, la prostate, demain, la vessie ou les os.

Tous les cancers sont différents. Et tous les malades du cancer sont héroïques. Du moins tous ceux que j'ai rencontrés ou connus. Le cancer de la prostate, lui, est particulier. Ceux qui en souffrent se cachent en général parce qu'ils savent qu'en parler provoquera les sarcasmes ou l'ironie.

« Encore une histoire de cul ? »

« Mais il a passé l'âge ! »

« Il fait chier... »

Ceux qui ne connaissent pas en parlent comme s'ils racontaient une histoire un peu salasse ou pire, une histoire de pédés. J'en ai entendu des conneries sans broncher, sans donner le moindre signe d'ironie ou de dégoût. Il faut attendre que ça passe. Mais ça ne passe pas. Parce que, pour celui qui en souffre, ça n'est pas une histoire de cul. Ou plutôt si, c'est une histoire de cul qui ne sera jamais drôle. Et pour cause, le cul ouvre sur l'enfer.

Pour d'autres, en parler, c'est affronter le tabou absolu, le cancer de la prostate porte une sorte de malédiction, une punition de Dieu pour ceux qui ont fauté. Et pour celui qui en souffre, cette ironie morbide est abjecte. Insupportable. Parce qu'elle ajoute de la souffrance morale à la souffrance physique.

Le cancer de la prostate est le premier cancer de l'homme en France. 50 000 nouveaux cas par an. Ça en fait des histoires de cul pour tous ceux qui n'ont rien pigé. Ça en fait des actes de contrition pour toutes les bigotes qui ne comprennent plus pourquoi leur mari ne peut plus les baiser.

Le cancer de la prostate, c'est la deuxième cause de mortalité après les maladies cardio-vasculaires. Il tue les hommes de plus en plus tôt, mais, comble de la perversité, avant de les tuer, il leur interdit de jouir de la vie.

Dès que le cancer de la prostate est diagnostiqué, on se retrouve privé de liberté. Interdit de plaire et de goûter au plaisir.

Le cancer de la prostate est particulier parce qu'il ne tue pas sa victime brutalement. Il prend son temps, il l'endort et il l'asphyxie pendant huit ans, dix ans, parfois plus, pour enfin, si rien ne se passe, l'emporter en phase terminale dans une souffrance terrible. Ce fourbe prend tellement son temps que si on le repère au soir d'une vie, le médecin fera semblant de ne pas le voir. C'est une maladie de vieux. Alors, le vieux peut mourir avec son cancer. La Sécurité sociale fera des économies, c'est un peu ce que l'académie enseignait autrefois.

Et puis, si le cancer empêche de baiser, qu'est-ce que ça change ? On s'en fout puisque ça touche les vieux et les vieux, c'est bien connu, ça ne baise plus.

Sauf qu'aujourd'hui, on vit de plus en plus vieux et on vit de mieux en mieux. Alors, quand le cancer de la prostate vient vous mordre à 50 ans à peine, votre espérance de vie vous promet encore d'être immortel.

À 50 ans, messieurs les censeurs, vous verrez, on a encore envie de baiser. Et à 60 aussi et même à 70, messieurs les professeurs de morale, les cul-serrés, les frustrés, les pervers… À moins de décréter l'âge à partir duquel, on aurait plus le droit d'avoir envie de faire l'amour ?

Alors, qu'est-ce qu'on fait ? On prend le risque de vivre avec lui en sachant que de toute façon, il gagnera la partie dans les dix ans. Ou alors on se bat et on plonge dans un univers complètement étranger avec des solutions et des protocoles d'une confusion extrême.

Ce livre raconte cette bataille-là quand on a choisi de regarder la maladie en face et de l'exterminer en espérant que jamais elle ne revienne. Lorsque vous êtes sûr d'avoir gagné la partie au bout de dix ans, quand ça vous touche au plus profond de vous-même, ça vaut cent ans.

Les analyses, le diagnostic, le choix du traitement, la définition du protocole peuvent durer plusieurs mois. Le cancer prend son temps, le médecin aussi. Dans cette affaire, il n'y a que le patient qui s'affole parce que le choix lui appartient.

Le choix lui appartient, mais il ne sait rien de ce qui va se passer. Il ne sait rien des risques. Parce que quel que soit le traitement, il y aura des dégâts collatéraux.

Les médecins le savent mais n'en parlent pas. Ils ne savent pas en parler. Il m'a fallu tordre le cou de l'urologue pour lui faire avouer que ce qu'il me proposait entraînerait des incontinences urinaires.

« Vous êtes sérieux, docteur ?

– Je vous expliquerai mais on réussit maintenant à protéger le canal urinaire et les muscles qui retiennent la vessie. »

Je n'en croyais pas un mot… Il m'a fallu harceler un de mes amis médecins pour lui demander si l'opération de la prostate n'allait pas entraîner une impuissance sexuelle définitive.

« Est-ce que c'est vrai ? Dis-moi la vérité. J'ai le choix entre quoi et quoi ?

– Je t'expliquerai en détail, mais oui, on réussit à préserver les nerfs érectiles. Tu as le choix entre rester avec ce début de cancer qui peut te laisser tranquille encore dix ans max. Pendant ces dix années, tu ne pisseras pas dans ton froc et tu pourras continuer de baiser normalement puisque ça t'inquiète. Mais, je peux te garantir qu'au bout de sept ou huit ans tu auras des douleurs de plus en plus insupportables, parce que ton cancer se sera propagé aux os. À ce moment-là, on ne pourra plus rien faire sauf t'administrer de la morphine pour alléger ton calvaire. Parce que le cancer métastasé aux os, c'est pas une galère, c'est un véritable enfer.

L'autre solution, c'est de prendre un traitement qui va supprimer le cancer et te garantir d'aller au bout de ta vie. Mais il risque d'abîmer quelques fonctions utiles au plaisir qui, pour toi, ont l'air d'être indispensables. Ce en quoi tu te trompes, parce que tu vas vieillir et qu'en vieillissant, ta libido sera moins exigeante.

– Mais tu es chié toi ! Pour toi, avoir du plaisir n'est pas important. C'est toi qui vas décider de la dose de plaisir à laquelle j'aurais droit ? Non, mais t'es pas bien !

– Écoute, on ne va pas se fâcher. Pas besoin de décider maintenant. Prends ton temps, réfléchis, documente-toi, consulte… Un mois, ça te va ?

– Non, quinze jours suffiront ! »

C'est à ce moment-là que la galère commence. Quinze jours, c'est affreusement long. En toute logique, je n'aurai pas dû l'écouter. J'ai passé les quinze jours les plus épouvantables de ma vie. Insupportables. Systémiques, à tel point que la seule solution qui me paraissait la plus réalisable aurait été de louer une Porsche et de me balancer contre un poids lourd sur l'autoroute. Pourquoi une Porsche ? Parce qu'avec le recul, j'avais rêvé d'une Porsche et de finir un peu comme James Dean. Je n'avais pas de Porsche. Mon père m'avait dit qu'il ne me parlerait plus si, un jour, je revenais avec un tel aspirateur à nanas. Avec le recul, je m'aperçois qu'il m'a sauvé la vie en m'empêchant de céder à cette tentation.

J'ai passé les quinze jours les plus effroyables de ma vie pour finir lâchement par abdiquer.

« Vous êtes d'accord pour cette opération ? Vous allez prendre rendez-vous avec l'anesthésiste. Il faut signer là. »

J'aurais signé n'importe quoi.

« À quoi bon ? Je suis foutu…

– Non, vous allez vivre, c'est un des cancers que l'on réussit le mieux à éliminer.

– Vous vous moquez de moi. Je vais vivre, oui, mais comment ? »

Pendant ces dix années de galère vous marchez aux frontières de nulle part. Votre vie sociale change, votre vie personnelle cherche dans le regard des autres de nouveaux repères. Votre vie intime est bafouée, anémiée, paralysée, honteuse aussi. Parce que pour retrouver un nouvel équilibre, il faut briser tellement de murs, dissiper tant de malentendus, supporter beaucoup de douleurs secrètes en faisant comme si ça allait. Vous aimez votre femme, mais, peu à peu, vous êtes dans l'incapacité de le lui montrer. Peu à peu, elle va disparaître du logiciel sexuel, puis de votre lit, pour enfin sortir de votre vie. Parfois, plus tard, vous allez accrocher un regard. Peu à peu, vous allez découvrir que vous pourriez désirer une bouche ou un sein, mais vous n'oserez plus y toucher. Pas même des yeux, comme disait Brel au soir d'une vie beaucoup trop brève parce que volée, là encore, par le cancer.

Dix ans de galère insupportable avant de retrouver l'expression du désir, avant de retrouver cette confiance en soi qui permet de bousculer les montagnes. Dix de galère avant d'oser se regarder nu dans un miroir au moment de se coucher ou en sortant de sa douche. Parce que, franchement, quand vous regardez ce bout de chair qui pendouille, ce n'est pas glorieux.

Ce cancer est un poison qui peut tuer très vite quand on ne l'a pas vu arriver mais qui va prendre son temps quand on s'avise de le combattre. Un poison qui va amputer l'identité de l'homme dans ce qu'il a de plus intime, sa sexualité, son envie de plaire et d'exister. De posséder aussi.

Ce cancer est silencieux. Il n'envoie aucun signal de son arrivée, ni douleur, ni fatigue dans les premiers temps. Conséquence : peu d'hommes s'en inquiètent, peu d'hommes se font dépister parce que peu se sentent concernés. Ils attendent parfois jusqu'au moment où il est trop tard. Ce cancer est un poison parce qu'il marque au fer rouge le vieillissement. Il impose de passer d'une logique de vie de passion, de plaisir à une vie envahie par la dégénérescence, c'est-à-dire ici par l'impuissance.

Ce cancer est un poison parce que le corps médical ne sait pas le traiter de A à Z. La responsabilité du dépistage, du traitement, du choix des protocoles appartient au patient. Les médecins ont démissionné alors qu'ils devraient imposer le dépistage systématique. Les médecins ont démissionné parce qu'ils ne s'intéressent pas aux effets induits qui sont beaucoup plus mortifères que le cancer lui-même. Les médecins et l'État ont démissionné alors que ce mal pourrait faire l'objet d'une prévention aussi attentive que le cancer du sein.

Ce livre raconte donc la découverte du cancer, son traitement, ses ravages, mais aussi la longue reconquête de son identité et de sa sexualité, qui ne sera jamais comme avant, mais montre qu'il y a une vie possible après.

Mais quelle bataille de merde… En toute logique, je n'aurais sans doute pas dû signer parce que les conditions du bail ont été trop pénibles. Il a fallu tout réapprendre.

Alors, bien sûr, on survit, on respire, on marche, on mange, on boit… Mais pendant des années, on a perdu le sel de la vie, le goût du plaisir. Jusqu'au jour où, sans prendre garde, on se découvre capable à nouveau d'aimer et d'être aimé. On se dit que Dieu a dû vous pardonner puisque sans prendre garde, on se surprend à rire à nouveau d'une petite histoire de cul. Et maintenant j'adore les histoires de cul, les plus glauques comme les plus drôles. J'ai payé pour avoir ce droit-là.

1

Le jour où j'ai vu le rayon vert

J'en étais sûr. On allait voir le rayon vert. C'était ce soir forcément... Il était vingt heures en ce début de soirée et le soleil se préparait à glisser doucement dans la mer comme il le fait chaque soir d'été. La lumière était magnifique et on sentait bien que le ciel du Nord allait nous offrir un festival exceptionnel de lumières rouges et humides. Mais cette soirée s'annonçait quand même très spéciale. Je le savais. On allait sans aucun doute voir le rayon vert.

Tout allait bien. Vraiment bien. La veille, j'avais eu ce rendez-vous avec le médecin qui me suivait depuis presque dix ans maintenant. C'est pourquoi je me sentais léger comme jamais depuis de trop longues années. Jusqu'alors, ces rendez-vous trimestriels m'angoissaient au point de me paralyser complètement et, souvent, de me défiler. J'invoquais n'importe quel prétexte, un voyage ou un tournage mais, en réalité, je ne voulais pas faire les analyses de sang parce que j'avais peur de leur révélation. J'avais toujours de bonnes raisons que je dissimulais dans un coin de ma tête pour refuser la réalité. Comme si j'avais dans mon cerveau un deuxième cancer, virtuel celui-là mais aussi toxique que le premier.

Pendant ces dix dernières années, je n'avais rencontré personne à qui parler avec sérieux de mes problèmes. Pas envie. Complément coincé. Je n'avais mis au courant ni mon père, ni aucun de mes enfants. Quant à Coco, mon ex-femme pourtant médecin et avec qui je n'avais pas encore retrouvé une relation très amicale, j'avais longtemps hésité à lui raconter tout ce qui me traversait l'esprit. Elle savait pour mon cancer bien sûr, depuis le début. Elle avait sans doute compris que tout ce qui nous avait séparé était dérisoire à côté de ce poison qui me dévorait. Elle savait mais comment la mettre au courant de tous les petits arrangements que je prenais avec le moralement correct pour essayer de supporter les effets de cette maladie ?

En tant que médecin, elle aurait pu comprendre. Quand elle a su, elle m'a beaucoup aidé sur le plan technique, elle m'a, avec prudence, orienté dans le choix du chirurgien, mais je ne lui parlais guère de ce que je vivais au quotidien, parce qu'elle méritait autre chose que le récit d'une vie de merde que je maquillais.

Je manquais mes rendez-vous chez le médecin parce que je craignais la sentence. Alors je glissais la poussière sous le tapis. Classique.

On dit souvent que les malades du cancer sont très courageux. Mais ce sont des conneries. Ça n'est pas du courage que de supporter la douleur, ou pire encore, d'en accepter les risques. On n'a pas le choix.

En fait, on est extrêmement lâche. Ceux qui racontent leur malheur sont énervants et lassants, mais il faut bien qu'ils en parlent. Il y en a qui s'enferment dans le mutisme parce qu'ils ont honte. J'appartenais à cette catégorie, celle des compagnons de la honte. J'ai même, un temps, participé à des groupes de patients touchés par la même saleté, et qui fonctionnent un peu sur le modèle des alcooliques anonymes, mais j'ai vite abandonné. On tournait en rond. La honte toujours de dire et de redire la même chose. Qu'on n'a pas souffert, qu'on ne se doute pas une seconde de l'arrivée du mal, qu'on a été dépisté par hasard, qu'on a été opéré.

« C'est bien, tu es guéri.

– Oui, j'ai de la chance, je suis peut-être guéri mais je ne peux plus baiser… »

Je fuyais donc le médecin qui finissait toujours par me relancer. Ce qui m'angoissait davantage évidemment, parce qu'un médecin qui vous rappelle, c'est rarement pour vous annoncer une bonne nouvelle.

Cette fois-ci, j'en avais tellement marre que je m'étais juré secrètement que ce serait la dernière fois. Quoi qu'il me dise.

En arrivant à la clinique Saint-Jean-de-Dieu où il avait son cabinet, je sentis que cette visite ne serait pas comme les autres. Ce serait la dernière. Même au téléphone, il n'avait pas été aussi catégorique que d'habitude.

« Essaie de respecter le protocole. C'est mieux. », avait-il ajouté.

Son appel sonnait plus comme une invitation bienveillante que comme une injonction. Pour la première fois depuis des années, je sentais qu'il ne me mentait pas, ce bougre. Quand je suis entré dans son cabinet, ses yeux, son sourire, ses intonations me rassurèrent. Visiblement, il avait le temps.

« Qu'est-ce qu'il t'arrive, tu as gagné à l'EuroMillions en jouant la date probable de ma mort ? Je sais qu'il y a des médecins qui font ça.

– C'est vrai, mais bon, je pense que tu n'auras plus de raison de plaisanter sur ta mort prochaine. Je crois que tu es définitivement tiré d'affaire. Les analyses de sang sont clean, les marqueurs aussi. Ça va faire dix ans maintenant.

– OK, mais ça fait un moment qu'elles sont clean.

– Oui, mais maintenant, je peux t'affirmer que tu finiras par mourir un jour, je ne peux pas te dire quand. Ce que je sais, c'est que tu ne mourras pas de ce cancer. Et que si on ne l'avait pas opéré, il aurait eu ta peau depuis longtemps. »

Au fur et à mesure qu'il parlait, je sentais que ma tête se débarrassait de tous les dragons qui avaient squatté tant d'années ma forêt de neurones et qui crachaient du feu dès que je faisais un vague projet ou que j'esquissais une vague envie. Ces dragons avaient transformé mon cerveau en champ de bataille où il ne restait que des ruines. Je laissai parler ce médecin que j'avais haï. Il n'avait jamais parlé autant. Et moi je pleurais. Pourquoi ? Parce que quand les choses se présentent bien, je pleure.

Depuis que je suis tout petit. Le mal et la douleur ne me tirent pas les larmes. Les bonnes nouvelles me bouleversent parce que je crois toujours que je ne les ai pas méritées. J'ai toujours peur qu'il y ait une erreur quelque part. Un bug !

« C'est vrai tout ce que tu dis ? Fais gaffe, je pourrais te croire. Donc tu as gagné ?

– Ce n'est pas moi qui ai gagné. Écoute, je vais être clair, si on n'avait pas opéré cette saleté, elle aurait eu ta peau et tu ne serais pas là aujourd'hui.

Je sais, ça a été terriblement angoissant pour toi, mais tu n'as pas eu d'incontinence, pas de fuites urinaires… Pas de métastase, pas de douleur osseuse. Franchement !

– Oui, absolument. Mais côté cul, tu n'en parles pas ? C'est extraordinaire comme tous les médecins sont coincés sur cet aspect du problème. Alors je vais te le dire, côté cul, ça a été une catastrophe. Je te le dis, parce que tu ne m'en avais jamais parlé. J'ai beaucoup regretté le choix de l'opération. Au départ, tu m'avais bien dit que l'opération de la prostate pouvait entraîner une certaine impuissance sexuelle, impuissance passagère, mais que la majorité des opérés retrouvaient leur capacité d'avant. Eh bien moi je devais appartenir à la mauvaise moitié, parce que j'ai dégusté. Alors, oui je suis en vie, mais cette vie-là valait-elle de la vivre si c'était pour passer des heures et des jours à désirer des choses sans pouvoir les toucher ou même les acheter ? À s'apercevoir qu'on ne vaut plus rien, une fois qu'on est nu comme un ver. C'est vrai, je n'avais pas le choix ! Cela a été terrible, et j'ai dû projeter cette virilité arrachée sur d'autres terrains de jeu. Je peux te le dire maintenant, j'ai découvert des terres amoureuses dont je ne soupçonnais même pas l'existence. Ça t'intrigue non ?

– Beaucoup de malades de la prostate me disent ça. Mais comment pouvait-on t'aider, nous ici à l'hôpital, sans te désespérer ? Tu as lu Romain Gary ?

– Oui, je l'ai lu, mais je ne l'ai pas suivi jusqu'au bout, sinon, je ne serais pas là à te parler. Si j'avais écouté Romain Gary, je me serais foutu en l'air avec « ma quéquette flasque et brandouillante ». Heureusement, il y a des gens à l'hôpital qui m'ont aidé, des infirmières. Ce qu'elles ont fait pour m'aider n'est pas autorisé par le règlement. Mais elles m'ont sûrement sauvé la vie, elles ! »

En ce week-end d'été, Trouville grouillait de monde, mais au bout de la plage, loin au-delà des Roches Noires, la maison était tranquille. Les vagues venaient lui lécher les pieds deux fois par jour au moment de la haute mer et vu du salon, c'était féériquement calme.

C'est une des raisons pour lesquelles je l'avais achetée sans hésiter trois ans auparavant. Mon père était la seule personne à qui j'avais parlé de ce projet. C'était encore la seule personne en qui j'avais une confiance absolue. C'est vers lui que je me tournais à chaque fois que j'avais un passage à la télévision un peu compliqué. Son jugement était sans nuance. C'était toujours lapidaire. C'était net, son avis tombait sans bavures. Il s'était rarement trompé.

J'estimais que son grand âge et son parcours l'autorisaient à avoir des avis aussi péremptoires. Parce que des avis, j'en ai eu pléthore au cours de ma petite vie. Je les recevais poliment, en général, je les rangeais au fond d'un placard pour les oublier. Tous les avis, sauf ceux de mon père.

Sur la télévision, il n'était que « consommateur détaché » comme je l'appelais. Il ne considérait pas cette activité comme sérieuse, mais sur l'immobilier, je le savais crédible puisque ça avait été son métier. En l'occurrence, la description que je lui avais fait de la maison correspondait à ce que lui aurait pu acheter. En plus, il aimait beaucoup Trouville et l'architecture des maisons qui bordent la plage. Il était intarissable sur Gustave Eiffel qui résidait là chaque été.

« Tu as trois critères pour juger de la valeur d'une maison, disait-il toujours. La location, la location et location. »

En d'autres termes, il voulait parler de la situation et de la vue. « Si la maison a une vue, tu ne peux pas te tromper. Tu achètes la vue. Le reste tu en fais ce que tu veux. » Ses quatre-vingt-dix ans, passés en grande partie dans l'immobilier, lui avaient donné, à mes yeux, la légitimité d'émettre de tels jugements.

Ma décision a été immédiate, la maison était modeste, en très mauvais état, mais avec une vue splendide. Le budget dépassait le montant de mes économies… Il m'a fallu emprunter de l'argent à un taux proche de zéro, sauf qu'à 60 ans et un cancer au compteur, le coût de l'emprunt est multiplié par 6. J'ai calculé que les mensualités de remboursement étaient majorées de 600 euros. Impossible de faire autrement, m'a expliqué le banquier. En temps normal, je l'aurais assassiné ou pire encore, je l'aurais dénoncé à Élise Lucet pour « Cash investigation ». Ça aurait été la pire punition.

En temps normal, oui, mais il fallait croire que je n'étais pas en temps normal. Je m'en moquais. Les mensualités de remboursement étaient réassurées à un prix exorbitant, ce qui signifiait que derrière son sourire, la banque ne donnait pas très cher de ma peau. Mais je m'en foutais.

Ce qui m'importait, c'était d'acquérir cette maison. Mon seul regret est que mon père n'a pas eu le temps de la voir. Il est parti moins d'un an après rejoindre ma grand-mère, qui était aussi sa mère, comme il aimait le rappeler si souvent. La vie ne lui a pas laissé le temps de goûter ce dernier plaisir.

J'ai beaucoup réfléchi aux vraies raisons pour lesquelles j'ai acquis cette maison aussi rapidement. Suite à l'opération, je venais de passer cinq ans à tourner en rond, considérant que je ne pouvais plus servir à rien. Je n'étais qu'une pauvre loque.

Alors, quand j'ai eu cette envie de maison, j'ai eu le sentiment de revivre.

Je crois que l'achat de cette maison a été la première manifestation d'un retour de libido. J'ai d'ailleurs failli baptiser la maison « Un retour de libido », mais je me suis dit que ça ne ferait rire personne.

J'avais retrouvé un peu d'énergie. Je réussissais à penser à autre chose, à refaire des projets.

Mes analyses de sang étaient bonnes, les marqueurs de cancer qu'on interrogeait tous les six mois étaient en sommeil. Honnêtement, je ne pouvais pas me plaindre. J'ai vu tellement d'horreur et de désespoir. À chaque fois que je me rendais à l'hôpital Pompidou pour subir une batterie d'examens, je passais à l'étage des enfants, c'est une habitude que j'avais prise depuis des années. Beaucoup de ces pré-ados avaient le crâne complètement rasé, je me souviens de leurs grands regard remplis de silence et de larmes.

« Comment ça va, monsieur ? » me demandaient-ils.

Que dire à Julien, 7 ans, qui se battait depuis un an contre une leucémie, quoi dire à Antoine, 11 ans, qui souffrait d'une malformation du cœur et à qui j'avais offert mes vieux Lagarde et Michard pour qu'il puisse rentrer en littérature, comme il me disait ?

Je ressortais de cette visite semestrielle profondément affecté, mais paradoxalement plus fort. Il fallait que je m'en sorte. Face à de telles douleurs, mes histoires de cul me paraissaient dérisoires. J'avais la force de m'intéresser aux autres et de ne pas pleurer sur mon propre sort.

Pendant les premières années, je m'étais senti complètement détruit de l'intérieur mais je m'y étais un peu habitué. D'abord, parce que je ne souffrais pas physiquement. Le seul problème qui me minait jour et nuit était que je ne pouvais plus bander. En bref, on avait extirpé le crabe mais on m'avait aussi privé des moyens qui font que la vie est supportable. Cela dit, ça ne m'empêchait pas de respirer, ni de marcher.

Au moment où je me suis intéressé à cette maison, j'avais réussi à relancer dans mon imaginaire quelques activités intimes qui me laissaient espérer une vie sexuelle après le tsunami. En bref, j'avais réussi à prendre du plaisir seul, puis j'avais convaincu quelques amies de m'aider un peu de temps à autre. C'était notre secret. J'avais aussi d'autres secrets pour rendre la vie supportable, mais comme ils sont strictement secrets, je n'en parlais guère.

Les médecins avaient raison, il y avait un orgasme possible après l'ablation de la prostate, mais quelle gymnastique il fallait faire avec, toujours, cette vision de ruines dès qu'on baissait les yeux en dessous de la ceinture.

Pour le dire vite, je réussissais à prendre du plaisir, à jouir, mais je pouvais difficilement bander sauf cas exceptionnel. Les jours de Noël peut-être. Et encore. Quant à jouer avec une partenaire, c'était compliqué. Il fallait lui expliquer que je bandais avec difficulté, mais que je pouvais quand même jouir. On imagine un dialogue qui n'est pas d'un romantisme sophistiqué ! Et, au bout du compte, si la pauvre n'était pas complètement découragée, elle pouvait toujours sucer, ça ne changeait rien.

En bref, j'étais parti dans une vie sexuelle assez végétative, jusqu'à ce que je me surprenne moi-même à tomber « raide dingue de cette maison ». Quand je dis raide dingue, ça me fait rire parce que j'étais encore très éloigné des érections de Rocco Siffredi, mais j'avais, avec le recul, retrouvé cette énergie d'entreprendre des chantiers qui allaient me changer de vie. Cette maison me faisait bander.

Et, de fait, cette maison a changé ma vie…

Je me partageais entre Paris et Trouville, je m'étais remis à travailler tantôt à Paris, tantôt à Trouville avec des projets multiples. J'avais accepté quelques émissions de télévision, ce qui me donnait l'illusion d'être encore utile et d'être capable de plaire. Les idées revenaient et chassaient celles plus toxiques qui m'avaient pourri l'existence pendant des années et qui, si elles avaient persisté, m'auraient tué complètement. Je reprenais goût au travail.

J'avais aussi repris, sans l'avoir vraiment décidé, les clubs de golf et, par miracle, j'avais réussi à améliorer mon handicap et mon index était passé au-dessous de 20 ce qui n'était pas trop ridicule. Au golf, les bons joueurs ont l'habitude de dire que le plus difficile, ce sont les vingt premières années… Le cancer de la prostate m'avait finalement fait gagner du temps parce que j'avais passé presque dix ans sans avoir envie de taper une balle pour, à la fin, constater que j'avais fait des progrès !

Pour couronner le tout, j'avais acheté un piano droit et repris des cours, avec une jeune pianiste virtuose qui s'était installée à Trouville pour préparer ses concerts. Elle était jolie, avait du talent et était surtout patiente avec des vieux élèves comme moi qui reprenaient tout à zéro. Mais quel pied que de réussir un drive de 180 mètres. Quel pied que de pouvoir enchainer des accords de piano sans buter sur le premier dièse venu. Je sortais d'une sorte de coma social et culturel dans lequel j'avais été plongé. Mon drive ne valait pas cher et mes accords de do étaient d'une banalité affligeante, mais j'étais heureux de les réussir. Le piano, c'était mon rêve d'enfant, mon ambition d'adolescent et ma plus grande frustration d'adulte. J'avais commencé avant le cancer et repris après.

J'allais tellement mieux, qu'un jour de pluie, j'avais même acheté une vieille Porsche dans un garage devant lequel je passais tous les jours. Je devais me racheter une voiture et je m'étais arrêté face à cette œuvre d'art. Parce que j'ai toujours pensé que c'était une œuvre d'art : assez vieille pour être d'un prix abordable mais pas trop pour pouvoir encore rouler.

« Une Porsche 911 pour finir comme James Dean, enroulé autour d'un platane », m'avait dit un vieux copain de fac en se rappelant les conversations que nous avions en cours de politique économique. Il n'avait pas tort, j'y avais pensé bien des fois. Mais ça m'était sorti de l'esprit.

Non, la Porsche, c'était pour circuler dans une œuvre d'art avec le bruit d'un orchestre symphonique. La seule chose qui me bouleversait un peu c'était de penser à mon père qui aurait été profondément déçu. Il détestait tous les signes extérieurs de richesse et la Porsche en était un. Évidemment. Alors, dès les premiers coups de volant, j'étais sûr que lui vivant m'aurait engueulé comme un sale gosse, mais ce qui me rassurait c'est qu'aussitôt après, il serait monté à côté de moi pour faire un tour…

« Mais pas en ville, aurait-il dit. Je ne veux pas qu'on me voit ! »

Ce jour d'été, à Trouville, j'avais finalement invité beaucoup de monde. Quelques vrais et bons amis, des amoureux de vieilles voitures et des adeptes du vélo, des bobos et des réacs, il y en avait aussi beaucoup qui étaient bobos et réacs à la fois, mais je m'en moquais, je me suis aperçu que les croisements avaient dû être fréquents. Les convictions se perdent un peu avec les années.

Beaucoup de relations, les unes pique-assiettes, les autres plus sobres et plus intéressantes. Mais peu importe. Je m'en foutais. Tous ces gens n'avaient qu'un point commun, ils ne savaient rien de ce qui m'était arrivé, rien des dix années de galère que je venais de traverser. Ils ne se doutaient pas un seul instant que j'étais quasi impuissant depuis des années, sauf situations exceptionnelles. Les soirs de Noël !

Bizarrement, ça m'amusait d'avoir convoqué le ban et l'arrière-ban. J'aurais pu y convier deux fois plus de monde. Officiellement, j'avais lancé ces invitations pour les convier à « voir le rayon vert ». Avec un aplomb théâtral, j'avais promis, juré à tous qu'on le verrait. Je devais avoir été assez convaincant parce que beaucoup étaient venus, à moins qu'ils n'aient pas eu grand-chose d'autre à faire. C'était possible.

Mes invités, il y en avait partout. Il y en avait même quelques-uns que je ne me souvenais pas avoir conviés.

Dans le jardinet, à l'arrière, où certains essayaient d'allumer le barbecue qui n'avait pratiquement jamais servi. Sur la terrasse qui donne sur la mer où beaucoup guettaient le soleil et surtout le moment où il allait disparaître en signant le ciel d'un magnifique rayon vert et lumineux. J'en étais sûr.

« Vous avez le temps de boire, c'est dans une heure environ. »

J'aurai pu ajouter qu'avec quelques verres de vin, la visibilité du rayon vert était meilleure mais je n'ai pas osé trahir ainsi mon pari.

Le rayon vert, pour moi, a toujours été mystique. Je savais que c'était un phénomène optique et atmosphérique rare. Parce qu'il dépend de la réfraction de la lumière naturelle, à condition que l'air soit traversé par une immense masse d'humidité. Mais son contenu émotionnel et imaginaire me plaisait davantage.

Ce qui m'intéressait dans le rayon vert, c'est que, selon les anciens, son apparition permettait à tous ceux qui le découvraient ensemble de lire leur état d'esprit le plus secret. J'avais donc pensé que le rayon vert permettrait à tous de découvrir ce qui m'était arrivé. Le rayon vert aurait soldé le passé et ouvert une nouvelle page d'histoire.

Cette idée que grâce au rayon vert une communauté ou un groupe puisse lire dans les pensées de chacun me venait de ma mère, non pas que ma mère m'ait appris les mystères du rayon vert, alors que j'étais tout petit. Mais beaucoup, beaucoup plus tard, ma mère me l'avait montré bien malgré elle, ce qui m'avait donné beaucoup de bonheur.

Ma mère est morte très jeune alors qu'elle venait de passer les 50 ans, elle est morte de la maladie d'Alzheimer. Pendant la dernière année de sa vie, c'était terrible, son corps s'affaissait et son regard était parti. Ses yeux bleus étaient embués et vides. Nous lui rendions visite avec mon père assez souvent et nous restions une heure. Nous ne parlions pas. Je lui recitais tout ce qui me passait par la tête et je terminais souvent par la tirade de Don Diègue dans *Le Cid* :

« Ô rage ! ô désespoir ! ô vieillesse ennemie ! N'ai-je donc tant vécu que pour cette infamie ?... », etc. Ma mère écoutait, sans rien dire. Elle restait assise dans son fauteuil à regarder dans le vide. Je passais cette heure-là à lui caresser la main et je sentais qu'elle aimait cela, je passais mon temps à la regarder, à jouer ainsi avec elle, en faisant du bruit pour attirer son regard. En vain. Parfois, elle réagissait au bruit, un peu comme un bébé, un léger sourire et parfois, pendant cette heure passée à essayer de lui parler, il arrivait que son regard se braque sur moi et ses yeux, qui étaient d'un bleu clair presque délavé, s'animaient quelques secondes comme pour me dire qu'elle m'aimait. À ce moment-là, sa main que je caressais se raidissait un instant et puis dans les secondes qui suivaient, ses yeux se couvraient de larmes.

Pour moi, ces moments brefs tenaient du miracle mais ils justifiaient à eux seuls tout le temps qu'il fallait passer à l'assister. Ce regard qui s'allume après une attente aussi longue valait tous les mots de la terre. J'avais souvent comparé l'émotion portée par ce regard à celle d'un rayon vert qui n'existait pour moi qu'en théorie.

Je n'avais jamais de ma vie vu de rayon vert sauf dans les yeux de ma mère et au cinéma dans ce film de Éric Rohmer, *Le Rayon vert*… mais dans la réalité jamais.

J'avais scruté l'horizon, j'avais surveillé le coucher du soleil presque tous les jours où il y avait du soleil ce qui, je le reconnais, n'est pas si fréquent en Normandie, mais je ne l'avais jamais vu et encore moins photographié.

Ce jour-là, personne ne va me croire mais nous l'avons donc vu pendant vingt secondes environ et pris des photos qui en témoignent. Ce soir-là, l'essentiel des conversations ont donc tourné autour de ce rayon vert. Je m'étais découvert une connaissance encyclopédique et mystique sur ce phénomène physique rare. Pour mes amis, c'était surprenant. Ils devaient se rendre compte qu'il s'était passé quelque chose de grave. Et c'était vrai. Mais comment leur dire que pendant ces vingt secondes, j'ai senti la main de ma mère qui me serrait les doigts. Et puis plus rien.

« Hello, tu vas bien toi ? On dirait que tu as quelque chose à cacher. C'est marrant ce que tu racontes sur le rayon vert. Moi je te crois, on m'a dit que ça portait chance. »

La vérité était plus simple. Pour la première fois depuis longtemps, je trouvais que tout allait bien : la maison magnifique, la mer bleu sombre comme elle l'est en Normandie, le soleil se couchait dans des nuages couverts de draps rouges exactement où il le devait. Et tous ces gens étaient gentils, brillants et bienveillants ce qui ne va pas toujours de pair. Le rayon vert nous avait même envoyé un éclair, un flash, ce qui pour moi valait tout l'or du monde.

Après toutes ces années de non-vie, je n'en revenais pas d'avoir réussi à passer une telle soirée. Quelle soirée !

J'étais sûrement le seul ou presque à savoir que c'était la première fois depuis des années que je me sentais aussi bien. Je ne savais pas ce qui allait se passer, mais je savais qu'il y avait une vie après ce cancer de merde. Ça ne regardait que moi. Le comble, c'est que je pouvais enfin croire au rayon vert qui venait, ce soir-là, de m'offrir une sorte d'orgasme atmosphérique.

2

Ça ne me plaît pas, ton PSA est trop haut !

Dix ans plus tôt.

« – Allo, salut vieux, c'est François, passe me voir, dès que tu peux ! »

Ça m'emmerdait ce genre de message. Mais fallait bien que j'y aille. Clinique Saint-Jean-de-Dieu, dans le VIIe arrondissement de Paris. Il était 17 h 30 dans la salle d'attente de la clinique. À cette heure-ci, il n'y a plus grand-monde, ni beaucoup de patients, ni beaucoup de médecins. François K. m'avait laissé un message comme il le fait parfois pour me demander de passer le voir. François K., c'est mon médecin depuis que je suis malade et je suis malade depuis des lustres, c'est dans ma nature.

J'ai toujours mal quelque part, sans pour autant souffrir. J'ai peur de tout. Surtout quand je n'ai rien. Peur au point de tout faire pour ne pas voir les médecins parce que je me suis forgé l'idée complètement stupide qu'on n'est pas malade par hasard.

Surtout, j'ai souvent pensé qu'on n'était pas malade tant qu'on n'avait pas vu le médecin. Le médecin me rendait malade.

Lui, il connaissait toutes mes phobies, tous mes bobos, les vrais et les faux. Je lui dois beaucoup parce qu'un jour, il y a bien longtemps, il m'a sans doute sauvé la vie en s'apercevant que j'avais chopé un staphylocoque dans une clinique dentaire. Ce foutu staphylocoque s'était offert un voyage touristique dans l'articulation de mon épaule gauche et ensuite du côté du cœur. Il s'était installé chez moi comme dans un terrain de camping. Il avait fallu repérer l'animal, le débusquer et partir à sa poursuite. Grâce à des doses d'antibiotiques les plus rares, le staphylocoque avait rendu l'âme. Après une opération du cœur et en me laissant groggy sur un lit de mort.

J'ai mis deux ans à me refaire une santé pour que les traces de l'envahisseur disparaissent et que je réussisse à galoper de nouveau comme un lapin, aurait dit ma grand-mère.

Mon voisin de chambre à l'hôpital n'a pas eu cette chance. Le staphylocoque s'était logé dans le genou à la suite d'un accident de moto, mal soigné. Les spécialistes du staphylo n'avait pas pu sauver son genou et la guerre s'était terminée par une amputation. Ce voisin de chambre, c'était Guillaume Depardieu et je ne m'en suis aperçu que tardivement, un jour où son père lui a rendu visite en provoquant une émeute à l'étage où nous étions installés. Par la suite, on n'a jamais plus parlé de son père, mais nous avons entrepris tous les deux une campagne contre les maladies nosocomiales qui, à l'époque, faisaient plus de morts que les accidents de la route. Le corps médical m'en a souvent été reconnaissant, alors que ça aurait dû l'être l'inverse. Et puis, Guillaume a fui les démons qui le détruisaient depuis son adolescence. Je pense souvent à lui.

François K. m'avait donc piloté dans le labyrinthe de la communauté médicale. Il avait les deux talents qui, à mes yeux, distinguent les bons médecins des mauvais. Parce qu'il y a des mauvais médecins, mais on n'en parle pas. Et pour l'instant, le Conseil de l'Ordre n'a toujours pas accepté qu'on leur mette des notes, et qu'on rende publiques les évaluations. Mais ça viendra. Parce que comme dans tous les métiers, il y a des génies et des assassins.

Lui avait les deux qualités nécessaires : il a le sens du diagnostic, c'est-à-dire qu'il repère assez vite ce dont on souffre, et ensuite il a, à mon avis, un des meilleurs carnets d'adresses de médecins. Il sait où sont les bons. Très important. Dès qu'il découvre quelque chose, il trouve et contacte le médecin qui saura gérer. En fait, c'est une sorte d'ordinateur vivant. Il possède la data, comme on dit maintenant et elle est gigantesque. Il aurait pu être embauché par Doctolib. C'est une plateforme sur pattes. Je pense que d'ici quelques années, les organismes d'assurance sauront rendre le même service.

Depuis la campagne contre les maladies nosocomiales, les médecins me surveillaient du coin de l'œil, visiblement rassurés sur mon état, mais ce jour-là, François K. me paraissait moins enjoué.

« Qu'est-ce qui se passe, encore ?

– Rien de spécial, me dit-il. Tu vas bien ? »

À ce moment-là, j'ai su que les ennuis allaient commencer. Je savais très bien que le docteur K, comme on l'appelait dans l'hôpital, ne m'avait pas convoqué à la tombée de la nuit pour simplement me demander comment j'allais. J'allais très bien. J'avais récupéré de mon dernier périple à l'hôpital, et en plus le livre que j'avais tiré de ce voyage ne se vendait pas trop mal. Surtout, j'avais l'impression d'avoir fait avancer la lutte contre les maladies nosocomiales. Alors moi, naïf, je pensais qu'il m'avait convié pour en parler.

– Non, j'ai reçu tes dernières analyses de sang…

– Oui, moi aussi, J'ai la moyenne partout, c'est comme au bac.

– Non, il y a un truc qui ne me plait pas trop. Ton taux de PSA me paraît élevé...

Alors là, silence dans le cabinet, je n'avais jamais entendu parler du PSA et curieusement je n'avais pas envie de plaisanter en lui demandant ce que c'était.

– J'aurais dû t'expliquer... Mais il ne faut pas s'affoler... »

À ce moment-là, je savais qu'il allait se passer quelque chose, que les emmerdes de santé allaient revenir. J'avais pratiqué assez de médecins, j'avais assez d'amis dans les hôpitaux pour deviner ce qu'un médecin dit quand il marmonne qu'il ne faut pas s'affoler.

À ce moment-là, mes warnings personnels commencèrent à s'allumer. Tous mes radars se mirent en marche. Histoire d'expérience ou d'intuition... Aujourd'hui, je me serais précipité sur Google, mais il y a plus de dix ans, Google balbutiait et puis je préférais voir comment ce vieux pote de toubib que je connaissais depuis un siècle allait s'y prendre pour m'annoncer une merde. Parce que ça ne pouvait être qu'une merde cette histoire.

« OK, alors commençons par le commencement. C'est quoi le PSA ? Et ne me raconte pas de bobard s'il te plait.

C'est comme cela que j'ai appris que le PSA est un indicateur qu'on trouve dans le sang et qui alerte sur d'éventuelles maladies prostatiques. Le PSA, mesure les antigènes prostatiques spécifiques… Et c'était la première fois de ma vie qu'on me mesurait ce taux ? Parce que des analyses de sang, j'en ai quand même eu des tonnes depuis trois ans, et à chaque fois on se masturbait sur le taux de cholestérol, le bon et le mauvais, la vitesse de sédimentation, le nombre de globules blancs ou rouges, le HIV et le reste. Mais le PSA jamais ? Il n'existait pas ?

– Oui, tu as raison on ne le fait pratiquement jamais avant 60 ans. Alors, à 50 ans et des poussières, en général on s'en fout. Sauf s'il y a des symptômes de dysfonctionnement. Je ne sais pas ce qui m'a pris quand je t'ai envoyé la prescription d'analyses mensuelles, j'ai ajouté le PSA… Une intuition. Bon, j'ai bien fait parce qu'il va falloir qu'on creuse cette histoire.

Sauf qu'une fois de plus je regrettais d'être venu voir mon médecin puisqu'il ne m'annonce que des mauvaises nouvelles… parce que ça ne pouvait être qu'une mauvaise nouvelle. Il avait beau m'expliquer qu'un taux de PSA n'a rien d'inquiétant en soi, que ça n'est qu'un marqueur. Je ne croyais pas une seule feuille de la salade qu'il me servait.

« Non mais calme-toi. Je vais t'expliquer. Le PSA est une protéine produite par la prostate. Tu me suis ? La prostate, c'est ce que les mecs sentent quand on leur met le doigt dans le cul. Ça t'est arrivé quand même ? Enfin je dis le doigt, mais… Tu ne réponds pas ?

– Non, parce que le doigt dans le cul vois-tu, je ne pratique pas régulièrement, ni le doigt, ni autre chose comme tu as l'air de le soupçonner. Et quand, par hasard, dans les grandes occasions, je reconnais que le doigt dans le cul peut ne pas être désagréable parfois, j'ignorais que c'était parce que ma prostate était contente.

– Bref, cette protéine est présente dans le sang mais n'a rien de toxique pour l'organisme. Elle n'est pas dangereuse en soi. Le taux dépasse rarement l'indice 2,5. Alors après 50 ans, si tu as un taux de PSA légèrement élevé, ça n'a rien d'anormal si tu n'as pas de trouble par ailleurs.

– Par ailleurs ? Ça veut dire quoi ? Des boutons sur le nez, des migraines ou des bleus à l'âme ?

– Les bleus à l'âme, je ne soigne pas. J'ai des confrères psy pour ça ou alors un peu moins cher, la lecture de Françoise Sagan en livre de poche ? Non, sérieusement, le signe le plus fréquent c'est l'envie de pisser la nuit. Est-ce que tu te lèves la nuit pour pisser ?

Il avait raison, je me lève la nuit, mais pour manger. La faim me réveille. J'ai peut-être la prostate dans l'estomac. Donc je mange, en général des petits Lu, ou des madeleines de chez la mère Poulard du Mont-St-Michel… En lui racontant ma vie nocturne, je sentais que je l'agaçais, mais ça ne me déplaisait pas. En plus je disais la stricte vérité. Je me délectais presque avec tous ces détails. Je mange la nuit et ça a deux effets : ça met des miettes dans le lit donc ça gratte, et ça donne soif, donc je bois un verre d'eau. Et si je bois un verre d'eau, j'ai envie de pisser une heure après.

Ça ne le faisait pas rire, mais j'ai compris, par ses explications, que ça ne pouvait pas avoir d'effets sur le PSA. Sur le cholestérol éventuellement. Les madeleines, c'est du beurre et il aurait voulu que je me calme sur le beurre. C'est un tic chez les médecins. Il y a toujours quelque chose dans l'alimentation qui leur déplait. L'année précédente lors d'une visite de routine, il m'avait quasiment ordonné d'arrêter de manger des rillettes. Des rillettes du Mans en plus sous le prétexte que les rillettes génèrent un mauvais cholestérol. Je me souvenais de cette histoire parce que peu de temps après, j'avais rapporté cette prescription à mes amis de Bordeau Chesnel, ils ont failli tomber de leur chaise en imaginant les conséquences sociales d'une campagne contre les rillettes du Mans. Pour ceux qui connaissent la ville du Mans par son circuit des 24 Heures automobiles, il faut savoir que Bordeau Chesnel est le nom de deux familles qui ont créé une industrie mondialement connue de la rillette.

Alors, déjà que la ville du Mans s'est à peine remise de la perte de son industrie automobile, les fabricants de rillettes se sont souvent inquiétés que l'Académie de médecine dénonce leur coupable industrie dans le cadre de l'analyse de la progression des maladies cardiovasculaires, dans ce cas toute la région serait sinistrée depuis longtemps. L'Académie de médecine n'a rien fait et Le Mans a été sauvé du marasme.

Pour être tout à fait honnête, François m'avait sorti le couplet habituel qui consiste pour le médecin bienveillant à dire qu'on peut manger de tout à condition de ne pas faire d'excès. La vérité, c'est que je me moquais complètement des rillettes et des galettes St Michel, je voulais surtout que, par une sorte de miracle, on oublie la masse d'ennuis que je voyais se profiler à l'horizon de notre entretien.

– Revenons à ta prostate. Donc pas de signe, pas de symptôme. Il faut chercher. Est-ce que tu te souviens avoir fait des choses particulières la veille au soir de cette analyse de sang ?

– Non, il fallait simplement que je sois à jeun, donc je t'assure que cette nuit-là pas de petits Lu ni de madeleines au beurre.

– Question, est-ce que cette nuit-là, tu as baisé ?

– Quelle question ? J'ai quoi ? Baisé ?

– Oui, est ce que tu as eu des rapports sexuels la veille de l'analyse ? Parce que ça peut avoir déclenché une poussée de PSA.

– Je ne me souviens pas, mais à mon avis si j'en avais eu, je m'en souviendrais. À mon âge, je ne suis pas trop vieux mais ce sont des événements qui me marquent. C'était un mardi, je crois. Alors le mardi jamais, le mardi je me repose du lundi. Le mercredi non plus... Non, mais je suis un mec calme. En plus, ce mardi était un jour pair et les jours pairs...

– Quand tu te mets à déconner comme ça, c'est que ça ne va pas ! Alors je vais te dire quelque chose de très clair, nous n'avons théoriquement, et à ce stade-là, aucune raison de nous inquiéter.

C'est le théoriquement que je n'aimais pas. J'avais vite compris que le PSA ne rendait pas malade puisqu'en plus je n'avais aucun symptôme, mais j'avais aussi compris que ce taux de PSA voulait me dire quelque chose dont je soupçonnais déjà que ça ne devait pas être agréable. Il fallait donc refaire une analyse de sang pour voir si le taux n'avait pas varié parce que, paraît-il, il variait. Sans qu'on sache exactement pourquoi. Ce soir-là, je recommençais à trouver que si les médecins étaient géniaux, la médecine était nulle. À moins que ce soit l'inverse, mais je n'ose pas le dire parce que j'ai beaucoup d'amis médecins. J'étais fâché une fois de plus, mais je ne savais pas contre qui. J'avais le sentiment de perdre mon temps.

– Ok, on va regarder l'évolution du taux de PSA, parce qu'on sait quand même ce qui le fait monter. En général, ça peut être une prostatique : une petite infection ou alors un adénome : un gonflement de la prostate qui n'est pas grave. Ça peut être une infection urinaire, une rétention urinaire, ça peut être un toucher rectal, une relation sexuelle, ça peut être un cancer. Si on ne trouve rien d'autre, on fera une biopsie pour vérifier si oui ou non c'est un cancer…

Alors là, en vingt secondes, il venait de me donner de quoi écrire toute une série pour Netflix. J'avais compris qu'il allait procéder par élimination. Il m'annonça tout de go qu'il allait prévenir un de ses collègues urologues et enquêter. Il pouvait éliminer certaines pistes tout de suite : les infections parce qu'il les aurait vu au niveau des globules dans mes analyses de sang ; il va éliminer le toucher rectal, puisqu'il a compris que je ne pratiquais pas ce sport, il a dans la foulée éliminé l'incidence d'un rapport sexuel puisque jamais le mardi…

Je ne supportais pas cette façon qu'ont les médecins de contourner l'obstacle. Il eût été plus simple de me dire qu'on allait vérifier s'il n'y avait pas un cancer. Alors que là, depuis une petite heure, on était entre le jeu de piste et l'Escape Game.

« Ne t'énerve pas, on en reparlera avec l'urologue qu'on aura choisi… »

Le silence s'est installé lourdement dans le cabinet à tel point que mon cher médecin a baissé la voix.

« Le cancer de la prostate est un cancer à évolution très lente. Entre le moment où on le détecte et le moment où il arrive en phase terminale, il peut se passer dix ans, parfois quinze ans et plus. C'est la raison pour laquelle le cancer de la prostate est devenu un problème quand l'espérance de vie s'est accrue. Autrefois, quand les hommes mouraient à 50 ans, le cancer de la prostate n'existait pas. Il apparaît vers 60 ans en général et je dois avouer qu'autrefois, on ne le soignait pas parce que les hommes décédaient avant la phase terminale. Maintenant que l'espérance de vie nous amène à plus de 85 ans, si on détecte un cancer à 50 ou 60 ans, et bien on essaie de le soigner et de s'en débarrasser. Tu m'as compris ? »

Ah ça oui, j'avais compris que j'étais dans une antichambre sans savoir ce qu'il y avait derrière la porte ! Je n'avais rien d'autre à dire que des conneries. Donc j'en disais, toujours pour tromper la vérité… Ce qui me préoccupait était de savoir si, en ne faisant rien, on souffrait beaucoup.

– Non, dans la plupart des cas, on ne souffre pas. Quelques dysfonctionnements et une vie raccourcie de quelques années. Dans les derniers temps, en revanche, on souffre, oui. C'est bien le problème. »

J'avais effectivement tout compris et je n'étais pas loin de regretter d'être venu à ce putain de rendez-vous. Avant d'entrer dans le cabinet, je n'étais pas malade, je me portais très bien, je n'avais mal nulle part. Depuis quelques minutes j'étais sûr d'avoir un cancer et j'avais mal partout…

François K. s'était évidemment aperçu que j'avais du mal à assumer, il me confirma donc qu'il fallait refaire une analyse de sang, et vérifier que le taux de PSA n'avait pas trop bougé, et décider de voir un urologue pour qu'il nous dise ce qui allait se passer. À son avis, il faudrait sans doute qu'il fasse des biopsies…

– Des biopsies ? C'est quoi ?

J'aurais dû le savoir, ce sont des prélèvements qu'on fait dans la glande prostatique. Il paraît qu'on ne sent rien, on en fait une dizaine et on analyse ce qu'on retire. C'est exactement ce que les compagnies pétrolières font pour explorer le sous-sol, elles font des carottes.

J'avais déjà expliqué maintes fois à la télévision ces explorations pétrolières en disant que ça coûtait très cher et qu'en plus, elles n'étaient pas sûr de trouver du pétrole. Elles procèdent par sondage. Les biopsies, relevaient donc du même principe. Et comme dans le pétrole, on ne trouvait pas de cancer à tous les coups.

Mais ça ne me rassurait pas du tout.

Je ne pouvais plus rien dire, je ne pouvais même pas lui en vouloir. Il avait fait son boulot d'une façon plutôt habile et, objectivement, je ne savais rien, je ne souffrais de nulle part et si j'avais bien compris, je ne souffrirais pas avant une dizaine d'années. À 56 ans, j'avais l'assurance de vivre dix ans sans problème… C'était encore l'éternité, donc à quoi bon ?

Le problème est que, dès cet instant, je me suis senti mal de partout. Ma tête surtout, presque en feu de savoir que quelque part, il pouvait y avoir un petit crabe qui allait dormir là pendant dix ans, sans pour autant m'empoisonner la vie. Dès cet instant, je savais que ça n'était pas vrai. Il avait déjà commencé à me bouffer la tête.

Dès cet instant, j'ai été envahi par cette peur que diffuse le cancer avant même qu'il se propage. La probabilité, assez faible finalement, qu'il se déclare ne modère pas l'angoisse. Et la possibilité d'en sortir paraît s'exclure totalement de la raison.

J'avais pourtant failli mourir d'un staphylocoque qui m'avait pris pour un jardin public, puis d'une opération du cœur, mais je n'avais pas souvenir d'avoir été paniqué à ce point. Dans tout ce qui m'est arrivé avant, la mort probable était au programme, je l'avais vue arriver et je l'acceptais volontiers comme une délivrance de cette douleur insupportable. J'étais parti dans ce couloir blanc baigné par une lumière cotonneuse et je m'y sentais tellement bien installé que trois ou quatre jours plus tard, quand je suis sorti du coma, je regrettais presque de retrouver des visages et des objets qui me semblaient familiers. En sortant de la vie, j'avais l'impression d'avoir laissé derrière moi les soucis et les emmerdes pour ne garder que les ondes agréables, esthétiques et douces. Rien de tordu, de compliqué ou d'agressif.

Cette fois-ci, la seule perspective d'avoir un cancer provoquait une tempête dont on se doutait bien qu'elle se transformerait vite en tsunami. C'était incontrôlable, inexplicable. D'ailleurs, à qui parler ? Personne. Et quoi dire puisque je ne savais rien ? Se plaindre ? Jamais ! Le mot n'existait pas dans la famille, mon père l'avait banni du vocabulaire quotidien.

Alors à quoi bon se presser, puisqu'« on avait tout le temps pour aviser », comme m'avait dit le docteur, « c'est un cancer a évolution très lente ». Sauf qu'il y a des temps longs qui peuvent être très courts.

3

On m'a collé 15 jours en garde à vue

Il fallait que j'attende quinze jours avant de refaire mes analyses de sang. Ce fut insupportable. Quinze jours pour voir si le taux de PSA allait bouger, avant de poursuivre les investigations. C'était quinze jours de garde à vue. François voulait même me laisser plus de temps puisque, selon lui, rien ne pressait avec cette maladie qui a la bienveillance de prendre son temps pour nous détruire à petit feu. Je ne supportais pas cette perspective, s'il fallait griller, je préférais griller tout de suite.

Ces quinze jours ont été épouvantables parce qu'avec la menace non vérifiée d'avoir le cancer, mais la promesse qu'il pouvait ne pas être méchant, la machine à fantasmer des catastrophes fonctionnait à plein régime.

Avant de l'avoir localisé précisément, le cancer vous bouffe le cerveau, dérègle tous vos logiciels. Difficile de travailler, d'aimer, difficile de parler et d'écouter.

On s'installe dans une bulle qui vous irrite puis vous pique de partout. Une grenade à fragmentation. Vous vous rivez à Google et vous cherchez tout ce qui concerne cet adversaire de l'ombre.

J'allais donc attendre quinze jours pour laisser mon taux de PSA s'installer au niveau qui est le sien. Quinze jours pendant lesquels j'allais travailler sans talent, ni envie, sans personne. Sans parler surtout à qui que ce soit de la croisière qui se préparait. Pour une raison simple, je ne voyais aucun de mes proches capables d'entendre sans arrière-pensée ce qui allait m'arriver. Je sentais bien que ce qui allait m'arriver était grave. Mais je n'imaginais pas encore, que certains jours, ce serait insupportable.

Dans ces cas-là, rien ne fonctionne de façon cohérente dans le cerveau. Ça part dans tous les sens. Pour moi, il aurait fallu plier cette phase préliminaire au plus vite. Quinze jours, c'était affreusement long. Alors, pour éviter de croiser un regard qui m'aurait questionné, je passais le moins de temps possible hors de chez moi. J'étais confiné en quelque sorte contre un virus qui s'était déjà installé dans mon bas-ventre. Je continuais de me rendre au bureau, mais je ne disais plus un mot. Je n'avais plus ni d'idées ni de projets. Une sorte de zombie. J'avais annulé tous mes petits déjeuners et déjeuners professionnels.

Le soir, je ne répondais plus à aucune invitation. Je rentrais le plus tôt possible avec comme seule obsession : ma quête de documentation sur le cancer de la prostate. Mon voyage en terre inconnue me vidait de toute envie. Je consommais les témoignages de patients et de médecins. J'aurais pu réciter par cœur Doctissimo. Histoire de noircir encore ma prédiction. Parce qu'à ce stade-là, l'Internet ne rassure pas. L'Internet n'est même d'aucune utilité sauf à nourrir l'anxiété. Je n'y trouvais rien, ni dans les chiffres, ni dans les explications scientifiques parfois contradictoires. Rien dans les forums qui m'auraient aidé à réfléchir. Ou alors, c'est que je ne savais pas trouver les réponses. Ou pire, je ne voulais pas les découvrir.

À croire que le cancer de la prostate était encore tellement tabou que les réseaux sociaux évitaient de s'en mêler. Internet n'était guère bavard.

Il fallait attendre quinze jours au terme desquels j'allais refaire cette foutue analyse de sang. Et comme je l'avais imaginé, cette deuxième vague d'analyses a confirmé les suspicions de la première. En parcourant le mail que je reçois à ce moment-là, je ne peux qu'accepter l'évidence. J'avais bien un taux de PSA supérieur à la moyenne, c'est-à-dire à plus de 5.

Et pourtant, j'avais fait attention. La veille de la prise de sang, je n'avais commis aucun des forfaits ni aucune frasque qui auraient pu polluer mon PSA, et pour cause je ne voyais plus personne. J'avais mangé bio matin, midi et soir. Et la veille, j'avais diné léger, très tôt comme chez ma grand-mère autrefois. Pas bu une goutte d'alcool, seulement de l'eau plate. De l'eau de source. Du haut de gamme. Je buvais chic. J'alternais l'Évian et la Châteldon. J'avais abandonné la Cristalline. C'est tout dire. Je n'avais pas fumé, je ne m'étais pas levé la nuit pour être plus à jeun qu'à jeun, je m'étais couché sagement, seul, avec les mains au-dessus des draps comme on l'exigeait autrefois dans les pensionnats de jésuites. Je n'avais pas fait de vélo parce que j'avais appris par hasard dans la semaine que cela pouvait enflammer la prostate. Détail qui allait me faire regarder les coureurs du Tour de France d'un œil différent. Cette recommandation médicale me semblait ridicule puisque je n'avais pratiquement jamais fait de vélo, même en rêve. Alors que mon père, lui, en avait fait pendant longtemps de 15 à 30 ans ce qui, à ma connaissance, lui a permis de mourir à 96 ans avec une prostate intacte. Donc mon père m'apportait bien la preuve que le vélo est complètement inoffensif contrairement à ce que j'avais cru lire une nuit où je ne réussissais pas à dormir. C'est dire le niveau de raisonnement scientifique où j'étais tombé.

Ce qui est vrai en revanche, c'est que je n'avais pas beaucoup dormi ces derniers temps.

En tout cas, en me repassant le film de tout ce que j'avais vécu avant et après cette deuxième prise de sang, j'étais certain que l'infirmière n'avait fait aucune erreur d'étiquetage, les codes-barres étaient aussi lisibles que lors de la première prise.

Les laboratoires font rarement d'erreurs même si, parfois, on aimerait qu'ils se soient trompés de burette. Qu'ils aient mélangé les tubes ou confondu les noms.

Bref, le foutu cancer m'avait bien planté en garde à vue.

Le lendemain, quelques minutes après avoir reçu les résultats sur mon ordinateur, François K m'envoyait un SMS qui ne faisait pas dans la dentelle :

« Passe me voir demain. Svp. Amitiés. »

Je savais qu'il allait m'appeler mais je ne me doutais pas qu'il réagirait aussi vite. Évidemment, s'il veut me voir en urgence comme ça, c'est que ça doit être grave. Moi qui croyais qu'on avait le temps. Bon, il fallait que je me calme parce que s'il ne m'avait pas fait signe aussitôt, j'aurais pensé qu'il ne savait pas comment m'annoncer la vérité. C'est fou, le cinéma qu'on se fait dans pareils cas. Son SMS était clair et cash.

« Passe me voir demain. Svp. Amitiés. »

Ce « SVP » n'était pas dans ses habitudes. Et puis merde, je n'en avais rien à foutre de son amitié. Comme souvent, le stress me rendait vulgaire. J'allais passer une nuit sans dormir en attendant le verdict.

Le lendemain, je suis donc passé le voir. Je somnolais vaguement. Je pestais de trouille en essayant d'imaginer ce qu'il allait me raconter cette fois. J'y allais, faussement indifférent, voire guilleret, avec le ton du mec qui s'en fiche.

« Salut, ça va ? On va y voir plus clair maintenant ?

– Écoute moi bien, j'ai peu de temps. Ce n'est pas l'ami qui te parle, c'est le médecin, médecin un peu pressé, tu vas commencer par lire ça. Je reviens dans trois minutes. Et on en parle. D'accord ? »

En sortant du bureau, il me tendit une ordonnance où il m'avait imprimé le programme des réjouissances :

Une échographie.

Un rendez-vous avec l'urologue.

Une biopsie.

Une IRM.

Une prise de sang.

C'était glacial. Rien à voir avec le programme de soins qu'on vous propose en arrivant en thalasso… Sans savoir pourquoi, me revenait en mémoire le détail du menu détente à Quiberon.

Le bain de boue marine.

Le douche haute pression.

Le bain bouillonnant et donc énergisant.

La salade verte et un délicieux œuf dur (sans mayonnaise).

Le massage de la tête aux pieds, etc.

Non, ce jour-là, c'était moins romantique.

Suivaient les coordonnées d'un urologue qui travaillait dans le même hôpital avec l'heure et le jour auquel on m'avait déjà pris un rendez-vous. Nom, prénom, ancien interne des hôpitaux de Paris (ça toujours fait sérieux), téléphone perso et mail. En parcourant rapidement l'ordonnance, je n'avais absolument plus envie de rire. Alors je me suis forcé, comme souvent.

« Et au bout de ce programme, qu'est-ce qui se passe ? On joue à l'EuroMillions ?

– On en parlera avec l'urologue. Mais il faudra choisir une ligne de conduite. »

Je venais de découvrir que le malade avait le choix de la procédure et du protocole et même du médecin chirurgien. Pour moi, c'était incroyable. Je n'avais jamais imaginé ça. En un quart de seconde, j'ai essayé de comprendre pourquoi. De deux choses l'une : soit ils étaient un peu perdus, soit ils voulaient m'associer au massacre. Je n'étais pas sûr d'avoir bien compris. Le choix me revenait, donc ?

« Oui c'est toi ! Si tu as confiance, j'essaierai de t'aider, mais tu peux aussi bien aller consulter une autre équipe médicale. »

J'en suis tombé de ma chaise. Je pensais que moi, simple patient, je n'avais aucune expertise pour le protocole qu'on allait m'indiquer. Je n'avais même aucun moyen de le critiquer. Je m'apercevais d'une seule chose, la situation devenait très sérieuse et moi très chiant…

« Écoute, dans n'importe quelle autre circonstance, je ne continuerais pas à parler avec un mec aussi agaçant que toi. Sauf que là, je crois que tu as des excuses. Ce n'est pas toi qui es chiant, c'est ce qu'on est en train de trouver. »

Au fur et à mesure qu'il me parlait, je continuais bêtement à regarder ailleurs et à botter en touche pour retarder le moment où je serais confronté à la vérité. Mais je commençais à comprendre la perversité de ce type de cancer.

Il pouvait tuer très vite si on le découvrait tard ou alors il pouvait tuer très lentement, prendre des années pendant lesquelles il infiltrait un poison satanique. En fait, ce cancer était plutôt bienveillant donc, puisqu'il attendait souvent que sa victime soit relativement âgée et incapable de se défendre. Mais pour moi, ce cancer était dégueulasse parce que je me suis rendu compte qu'il pouvait aussi m'embarquer en galère pendant des années.

Le cancer de la prostate offrait de par son évolution, une solution acceptable et morale à la fin de vie. C'était encore plus discret que le bouillon de onze heures dont m'avait parlé ma grand-mère. Mais, la médecine faisant des progrès, elle offrait au malade l'opportunité de reculer la fin de vie en l'extirpant avant, mais en rendant cette vie-là impossible. Je n'allais pas tarder à m'en apercevoir. Ce premier entretien, sérieux et opérationnel, me prouvait que la médecine était encore assez incertaine quant au protocole de traitement.

Trois jours plus tard, mon programme en main, je me retrouvai face au docteur Ariège, chirurgien urologue, ancien interne des hôpitaux. Je l'ai appelé Ariège non pas pour le protéger lui, mais parce que pendant ces dix années, je n'ai souhaité à personne de le rencontrer. Il était relativement jeune, encore qu'il me fût difficile de lui donner un âge et à quoi bon ? Ce que je sais, c'est qu'il parlait peu, il marmonnait. Il ne souriait jamais. Avec le visage plutôt fermé et émacié. J'ai toujours su qu'il fallait se méfier des maigres. En plus, lui, il était maigre jusque dans ses explications alors que, d'ordinaire, les maigres sont plutôt bavards. Encore que ?

Pour moi, ça n'était pas forcément un défaut, ça lui évitait de dire des bêtises. Mais il me faisait peur. Pas à cause d'un éventuel manque de compétences, je n'avais aucun moyen d'évaluer ce qu'il me disait. Mais à cause de son phrasé, tranchant. Impossible de se protéger par une plaisanterie vaseuse. J'ai vite compris que je n'avais pas intérêt à discuter.

« Vous allez enlever votre pantalon et vous mettre sur le lit d'examen, avec les jambes sur les étriers. Ne vous inquiétez pas, je vais simplement vous faire un toucher rectal. Vous en avez déjà eu ? »

Quoi répondre pour ne pas avoir l'air bête ? Comme souvent, je me refugiai dans les blagues douteuses qui, avec le recul, me font honte mais qui me protégeaient. Alors le toucher rectal, bien sûr !

« Oui docteur, ça m'est arrivé mais en d'autres circonstances… J'imagine que vous ne voulez pas connaître les circonstances ?

– Non. Ça va. Ne bougez plus. C'est terminé. »

C'était effectivement ultra rapide.

« Votre prostate est grosse. Vous vous en êtes aperçu ?

– Ah moi non, ça n'est pas un endroit de mon corps que je fréquente beaucoup personnellement. »

Ce médecin n'avait ni le goût, ni le temps de sourire. Moi non plus, mais ça m'occupait l'esprit. Derrière son visage impassible, il devait me maudire d'oser ce genre de plaisanteries aussi piteuses. Mais ça me défoulait.

« Je voudrais vous dire une chose, ça fait presque quinze ans maintenant que, par mon métier, j'ai le nez sur des bites de mec, et les doigts dans leur cul. Alors des plaisanteries, j'aurai pu en faire des tonnes. Mais je crois qu'on a autre chose à penser, non ? »

Il avait tout dit et j'étais ridicule. Une fois de plus. Je me suis platement excusé et lui ai promis de ne plus rien dire.

– Aucun souci, je ne crois pas que ça soit très grave, si on s'en occupe dès maintenant, mais ça pourrait l'être. Si vous acceptez l'idée que mon métier c'est de vous éviter le pire, on va pouvoir avancer. Alors je vais aller droit au but. Compte tenu des premiers examens, le risque que vous ayez un cancer est important. Comme vous n'avez pas de symptômes externes, pas de problèmes pour uriner, pas de problèmes d'érection ou d'éjaculation, je dirai que vous avez un adénome, c'est-à-dire un gonflement de la glande prostatique, ce qui est très fréquent à partir de 50 ans et qui n'entraîne aucune gêne sérieuse sauf pour uriner, mais en l'occurrence ça n'est pas votre cas. »

À ce moment-là, il se lève pour marcher derrière son bureau. Les gestes et les comportements sont importants chez les médecins. Ils trahissent leur pensée profonde. Alors, tout en marchant, il m'explique qu'il va maintenant chercher à savoir si cet adénome est cancéreux ou pas. Il va donc réaliser des prélèvements et, en fonction des résultats, il me proposera une ou deux solutions. Je le laissais parler mais j'en déduisais qu'il ne savait pas encore ce dont je souffrais d'autant que je ne souffrais pas. Je commençais à comprendre que ce serait à moi de décider de ce qu'on me ferait.

– J'ai une forte suspicion. On verra cela après les biopsies qui se font ici sous anesthésie locale, c'est rapide. Vous reviendrez la semaine prochaine. »

J'allais donc encore passer une semaine sans savoir. Une semaine à me tortiller dans tous les sens. Une semaine à faire comme si tout allait bien alors que mon cerveau était ravagé par un tsunami.

Parce que la crainte du cancer ravage tout. On a beau nous raconter qu'on réussit à en guérir, on sait tous qu'il finit par emporter la plupart de ses victimes.

« Pardon d'insister, mais si c'est cancéreux, on fait quoi ?

– Je préfèrerais qu'on attende le résultat des biopsies pour vous l'expliquer, mais le mieux serait d'opérer, c'est-à-dire d'enlever la prostate pour éviter que les cellules cancéreuses ne se diffusent en dehors de la coque et qu'on retrouve des métastases partout ailleurs.

– J'ai peur de ne pas avoir tout compris mais, ce que vous dites, c'est qu'il y a d'autres solutions que l'opération ?

– Oui, mais on en parlera en détail plus tard. »

Je n'avais pas compris grand-chose à ce qui se passait, mais j'avais bien saisi qu'il fallait que je parte. Je sortis fou furieux. Une fois de plus.

Pour qui se prenait-il ? On m'avait envoyé chez un urologue et j'étais tombé sur un psychopathe pervers. Il ne se rendait pas compte, ce curieux personnage. Il me parle de ma prostate comme si c'était mon animal familier. Et bien non. J'avoue que je n'y connaissais rien. Il avait peut-être des malades dont la prostate était leur sujet de prédilection, pas moi. La pire des choses m'aura été d'entendre ce médecin me dire qu'il ne pensait pas que c'était grave, mais qu'il faudrait opérer pour éviter le cancer généralisé.

Quinze jours plus tôt, j'étais en bonne santé, je travaillais normalement l'esprit clair, je ne baisais pas comme un lapin, mais j'aimais cela, sauf le mardi peut être, encore que je ne susse pas pourquoi. J'étais en parfaite santé jusqu'au moment où j'ai découvert ce taux de PSA. Mais qu'est-ce que j'en ai à foutre du taux de PSA ? J'avais la preuve, une fois de plus, qu'il fallait fuir les médecins. Sans médecin, pas de malade. Des maladies, oui peut-être…

J'étais fou furieux, rempli de cette colère que je ne réussissais pas à évacuer. Je n'avais personne à qui en parler… je vivais seul depuis deux ou trois ans. Mon divorce avait été compliqué et douloureux, même si j'en étais responsable. Je n'avais jamais voulu divorcer, mais comme j'étais incapable de me conduire dans le mariage selon les normes qu'on attend, ma femme avait choisi de partir voir ailleurs. Elle était médecin, brillante, drôle et financièrement indépendante. Mais elle était fière. Et moi maladroit. Sans doute égoïste dans la façon d'accorder les violons du couple. Je reconnais que j'avais rejoint, à ce moment-là, la cohorte des maris très occupé par leur travail, mais assez disponibles quand même pour permette à son regard de se perdre dans la volupté de quelques fantasmes. Bref, je n'avais pas d'excuses et une grande lâcheté. La séparation avait été un peu brutale… Il était donc hors de question que je lui demande conseil.

Quant aux femmes qui traversaient ma vie, elles étaient à cent lieues de s'imaginer ce qui m'arrivait.

Impossible de leur en parler. Les plus jeunes auraient été incapables d'assumer une aventure comme celle-là. Déjà qu'il y avait quelques différences d'âge qui auraient fait jaser, si, en plus, il fallait vivre avec ce type de cancer qui est quand même le prototype de cancer des « vieux », ça les aurait mises complètement mal à l'aise. Ne rêvons pas, elles venaient avec moi pour s'approcher d'un milieu professionnel qui les fascinait, et moi pour me changer les idées. Avec un tel attelage on ne pouvait pas aller bien loin sur le sentier de la guerre contre le cancer.

Avec les femmes plus matures que j'avais rencontrées, c'était différent. Il y avait de l'ambition professionnelle, et surtout l'occasion de repartir dans la vie après une ou deux expériences malheureuses. Avant d'avoir détecté cette saleté de cancer, c'était envisageable en théorie. Après cette découverte, l'hypothèse de reconstruire une vie de couple était complètement exclue. Non seulement il fallait gérer la somme de mes « emmerdes » comme disait Aznavour et que je ne savais pas raconter, mais, en plus, il aurait fallu comprendre et accepter le risque de l'impuissance qui me pendait au nez et dont je craignais les dégâts en dévorant ce que je pouvais sur Internet. À ce moment, je ne savais pas ce qui allait se passer, puisque on en était encore à attendre les biopsies, mais je pressentais le scenario en train de s'écrire. Me confier à une femme qui aurait pu m'entendre dépassait mes forces. De la lâcheté m'ont dit certaines, un peu vexées de ne pas avoir été mise dans la confidence. De la pudeur et de la douleur surtout. J'étais convaincu de courir tout droit au désastre si j'en parlais à une femme, fût-elle la mienne. Le cancer est déjà une catastrophe, je savais que celui de la prostate, si particulier, allait me pourrir la vie en m'interdisant de cueillir les plus beaux fruits et en m'empêchant de les goûter.

Honnêtement, je me trouvais normalement constitué. En dépit d'une éducation provinciale un peu rigoureuse, mes parents ne m'avaient jamais encombré par une morale étriquée. Les principes inculqués étaient simples : travail, bienveillance, fierté, honnêteté et respect des autres.

Sorti de là, je n'ai jamais senti d'interdit particulier. Bref, l'homme normalement constitué que j'étais devenu aimait plutôt les femmes. J'aimais les regarder, les impressionner, les séduire.

Parfois, je me disais que le métier que j'exerçais m'allait assez bien. Je me disais que je n'avais pas choisi la télévision mais que c'est la télévision qui m'avait choisi en m'offrant cet extraordinaire outil de séduction. En clair, la télé et moi étions complices. Elle me donnait une raison de travailler et d'exister sans pour autant cannibaliser ma vie quotidienne. Il fallait vraiment que je sois dans le quartier de la Bourse ou dans les bureaux de La Défense pour qu'on vienne me demander des photos. Rien à voir avec l'admiration que Patrick Poivre d'Arvor suscitait chez les femmes. Rien à voir avec l'attention respectueuse que provoquait Claire Chazal. Tous les deux, qui étaient mes amis, ne le vivaient pas toujours très bien, mais c'était leur vie, celle qu'ils avaient voulu de toute leur force et construite jour après jour pour plaire et convaincre.

Il n'empêche qu'en sortant de chez le médecin, je n'étais plus rien parce que je manquais cruellement de force pour affronter ce qui m'attendait. Je n'avais pas autour de moi d'assurance solide pour accueillir une telle situation. À quoi bon, il fallait assumer, accepter et baisser la tête. Mon père, et surtout ma grand-mère qui a tellement souffert dans sa jeunesse, m'avaient imprégné du sentiment de dignité. On ne se plaint jamais. C'était la règle de base dans la famille.

Mais ce qui était extraordinaire avec cette grand-mère chocolat, c'est qu'elle sentait tout. Il fallait se tenir droit et serrer les dents, mais à chaque fois qu'il se passait quelque chose de travers, elle avait, comme les chats, des ondes qui l'avertissaient. En général, elle n'intervenait que rarement. Mais toujours, elle adaptait son discours, ses mots, ses paroles. Elle savait tout, comprenait tout. C'était une grand-mère mentaliste. Elle aurait pu se donner en spectacle, mais ce n'était pas son kif, comme disaient ses arrière-petits-enfants.

Mon Dieu, ce que je l'ai aimée ma grand-mère. Bon Dieu, ce qu'elle me manquait ce jour-là. Elle est partie il y a plus d'un demi-siècle maintenant, mais je l'évoque pratiquement chaque jour comme si elle m'avait quitté la veille. Ses yeux pétillants d'intelligence et d'ironie, son obsession de me faire lire des livres, elle qui n'avait pas eu la chance d'aller à l'école, ses silences qui étaient terribles parfois et qui tombaient comme des couperets avec raison, toujours. Son odeur parfumée à la graine de lavande aussi qui venait de son jardin. Qu'est-ce qu'elle a pu me manquer depuis ce jour, au seuil de ses 80 ans, où elle est partie après avoir dit au revoir à toute la famille. Elle est partie en silence comme dans la chanson de Sardou qui aurait pu être écrite pour elle.

« Mes chers parents, je pars… Je vous aime mais je pars… »

Et ce jour-là, avec mon dossier à la main, piteux, c'est elle que j'aurais voulu voir. C'était la seule personne auprès de qui j'aurais pu aller pleurer. La seule.

Mon père, peut-être, il ressemblait tellement à ma grand-mère, sa mère. Mais comment lui en parler sans se plaindre (jamais), sans l'emmener sur des terrains où son extrême pudeur ne l'avait jamais entraîné ? Comment lui expliquer, comment ne pas l'inquiéter ?

Il avait construit sa vie avec un seul objectif : rendre ses enfants heureux et leur donner tout ce dont lui avait été privé. De l'école, des études, le goût du travail, la liberté de pensée, l'ambition de réussir et de ne manquer de rien, cette idée un peu vague aussi d'imposer le respect, il avait souffert de cela aussi comme il avait souffert de la guerre. Arrêté à 17 ans, embarqué pour les camps de travail en Allemagne, évadé et obligé de vivre dans la clandestinité comme un chien.

Comment raconter à mon père des ennuis de santé qui n'auraient, sans doute, que pour effet de m'empêcher de baiser comme tout un chacun ? C'était impossible et incongru. Je ne pouvais même pas l'imaginer. Non, je ne voyais personne dans mon entourage qui aurait pu m'aider à porter ce diagnostic. Personne.

Restait le bureau, mais c'était également hors de question, l'ambiance n'était pas fraternelle. Le milieu avait changé, je ne me sentais plus en confiance. La plupart des amis avec lesquels on avait construit la chaine de télévision étaient partis. Les actionnaires n'avaient pas changé, évidemment les actionnaires n'assuraient pas le management. La nouvelle gouvernance n'avait qu'une envie, faire le ménage sans discernement. Comme, en plus, le nouveau président ne connaissait pas le métier, plutôt que de faire confiance à ceux qui connaissaient la machine, il les a éliminés pour s'entourer de gens qui, à son image, voulaient prouver qu'ils étaient les meilleurs. Principalement des personnes qui ne lui feraient pas d'ombre. Classique. Tout ce qui pouvait rappeler de près ou de loin l'ancienne équipe devait partir.

Je me doutais bien qu'après Patrick Le Lay, Etienne Mougeotte, Patrick Poivre d'Arvor, Robert Namias, Bernard Volker et d'autres, mon tour allait venir.

C'est bizarre, mais rien que la pensée d'avoir un petit crabe qui pourrait me grignoter les couilles et paralyser mon sexe me rendait extrêmement vulnérable. Je savais bien que je n'aurais pas la force de me battre contre le cancer et, en même temps, de protéger mon job.

La suite des événements allait me donner raison sur l'évolution de mes relations professionnelles. Je n'ai pas tardé à comprendre que ma valeur marchande allait baisser assez rapidement au fur et à mesure que les nouvelles qui s'abattaient sur moi allaient se préciser.

La simple garde à vue où les analyses me plaçaient me condamnait déjà. Je n'avais pas le droit à la présomption d'innocence. Toutes ces questions que l'on se pose avec l'idée de voir sa liberté menacée et le couperet tomber pour de bon. On imagine tous les scénarios pour se sortir de là. Le mec qui ne bande plus dans son lit ou même devant une vidéo de Miss France n'est évidemment pas le mieux placé pour faire bander le téléspectateur en lui expliquant les secrets de la compétitivité des produits chinois sur les marchés mondiaux. Tous les cours de marketing enseignent cette évidence. Et le marketing dans une grande chaine de télévision est d'une arrogance qu'on n'imagine guère quand on regarde « Koh-Lanta ».

J'en prenais conscience, surtout dans ce milieu où la première qualité est paradoxalement de savoir gérer son ego. Et des egos, il y en a des paquets entiers à trainer dans le couloir d'une grande chaine de télévision. La télé ? C'est « le tout à l'ego », pour reprendre l'expression malicieuse d'un vieil ami. Alors, quand vous avez des chefs qui ont la force et le talent de gérer cette concurrence, ça donne des projets géniaux. Mais quand le management lui-même a aussi le besoin de se mêler au jeu, il a beaucoup de mal à délivrer des résultats.

Inconsciemment je savais qu'une page se tournait. Et avant même d'avoir les résultats de la biopsie, j'avais l'image de cet urologue qui ne disait mot et qui ne pensait qu'à me couper le zizi.

J'ai annulé mon dîner, incapable d'affronter le P-DG de la grande banque française qui avait invité une cinquantaine de personnalités, comme il le fait chaque année pour se convaincre qu'il est le meilleur de la place de Paris.

Un an avant, j'aurais tout fait pour ne pas rater cet événement. Mais, sorti de chez le médecin, je n'avais qu'une envie : rentrer chez moi. Et me cacher. Ne répondre à personne.

D'ailleurs personne ne m'a appelé, ou presque. J'ai dormi d'un seul coup, puis je me suis réveillé, trois heures plus tard, j'avais faim… J'ai avalé deux petits Lu et bu un verre d'eau. Je me suis dit que la vie continuait. Comme avant. Pure illusion.

Sur mon téléphone portable, j'avais à cette heure tardive douze appels. Un appel du directeur de la communication de la banque qui avait organisé le dîner et qui me disait ses regrets en espérant que mes ennuis personnels n'étaient pas trop graves. Il y avait aussi un appel anonyme sans message et dix appels de Coco, mon ex-femme. C'était pour moi un choc après la journée que je venais de vivre.

Ça faisait presque deux ans qu'on ne s'était pas parlé. À sa dixième tentative, elle avait laissé un message que j'ai gardé.

« C'est moi, je sais ce que tu as… Ton copain médecin est aussi le mien, tu le sais… alors on se parle parfois. Sous le sceau du secret professionnel. Je voulais te dire une seule chose. C'est vraiment une saloperie que tu as… Mais je crois que l'urologue qui t'a reçu est un type bien, alors ça n'est pas une star de la télé, mais contrairement à ce que tu penses, et je me suis un peu renseignée, on me dit que c'est un bon chirurgien. On se parle quand tu veux… »

Je n'en revenais pas !

4

J'allais être puni par là où j'avais péché

« Tu es puni par là ou tu as péché... C'est la punition de Dieu. »

Ce jour-là, j'ai perdu un de mes meilleurs amis.

J'avais décidé de me confiner en attendant le résultat des biopsies et les événements qui en découleraient. Je ne me faisais aucune illusion. Sans savoir exactement ce que j'avais, je me doutais bien que j'avais une saleté dans cette prostate et qu'il faudrait intervenir, à moins que je ne décide de refuser toute opération chirurgicale.

Il n'y a rien de plus terrible que de ne pas savoir. On imagine le pire en général... Quand le médecin reste flou et hésitant, il transmet l'angoisse au malade qui se précipite sur son Mac. Mais Google ne rassure pas. Google ajoute du stress à l'inquiétude.

Dans mon cas, j'avais fini par comprendre que l'urgence était très relative et que j'avais la maitrise de l'agenda. Pour une seule raison : ce cancer est à évolution lente… on me l'avait répété tellement de fois qu'au départ je trouvais cela suspect. Maintenant que j'avais mis un pied dans le protocole, je pensais que ça devait être vrai.

Le coup de téléphone de mon ex avait agi comme un amortisseur d'angoisse. Son crédit de médecin ainsi que son affection fidèle me laissaient penser qu'elle allait m'aider à y voir clair pendant ces trois jours, et sans doute après. Elle me donnait d'abord des infos « purement techniques » sur ce qui pouvait se passer en dessous de la ceinture d'un mec. J'avais compris que c'était le moyen de jauger l'état de mon moral. J'étais content qu'elle fasse cet effort.

Ce premier jour, j'avais reçu la visite d'un ami plus âgé que moi et qui m'avait cassé – sans le vouloir peut-être –, mais le résultat me désolait. On se connaissais depuis longtemps. Il était polytechnicien et médecin, un double cursus qui lui avait permis de faire carrière dans l'industrie pharmaceutique. Je lui avais raconté mes ennuis et il avait tout de suite deviné qu'il faudrait sans doute opérer. C'est en arrivant chez moi que, sans rien dire, il me regarda un sourire au coin des lèvres et me lâcha cette énormité : « Tu es puni par là où tu as péché… »

Je n'en revenais pas. S'il avait plaisanté, c'eût été de bien mauvais goût, mais il ne plaisantait pas le bougre. Ce bac +12 au moins, élevé dans le respect de la science et donc du rationnel ou de la raison, venait gentiment m'expliquer que lorsque ce cancer survient, c'est à cause d'une activité sexuelle dévoyée. Mais il était devenu fou.

– Non. Je pense que c'est une explication.

Fallait qu'il s'arrête. Je n'avais pas envie de débattre ou de plaisanter. Il fallait qu'il parte.

« Si tu es venu pour me dire ce genre de conneries, ce n'était pas la peine de te déranger. Allez, salut. Je ne supporte pas cela. Tout, mais pas ça. Va rejoindre tes sorciers. »

Ce jour-là, j'ai perdu un de mes plus vieux amis. Trente ans qu'on se voyait, trente ans qu'on se chamaillait sur les terrains de golf, trente ans qu'on faisait du bateau ensemble, mais pas trop. J'étais plutôt voile et lui moteur, pour reprendre une histoire assez banale mais de circonstance. C'était notre seul sujet de désaccord et de discussion jusque-là.

Mais passons. Je n'avais pas, ce jour-là, le goût de penser aux quelques croisières que j'avais faites. J'avais toute confiance dans son pragmatisme, et sa connaissance des progrès de la science. Comme industriel, il était au courant de toutes les innovations. Ce jour-là, je lui avais simplement demandé de m'expliquer ce qui se passait dans le traitement des cancers de la prostate. Je voulais savoir ce qui existait au-delà de l'ablation, de la curiethérapie ou de la chimio, s'il n'y avait pas dans un des laboratoires quelque part dans le monde, un chercheur qui aurait découvert la formule miracle ou magique.

Et sa seule réponse a été de me renvoyer à la malédiction de Don Juan. Je ne pouvais pas supporter ce discours moral, comme si Dieu avait quelque chose à faire dans la médecine.

Ce qui est étonnant, c'est qu'après son départ, j'ai passé mon après-midi avec Don Juan. Lui, au moins, était une pure invention de poète. Don Juan n'avait fait ni l'X, ni médecine, et, à ma connaissance, il n'avait eu aucun problème de prostate. Mais c'est là où je me trompais.

Pour la majorité des historiens, Don Juan était habité par une lumière divine. Il n'était pas pervers, ou dingue. Il souffrait de quelque chose d'assez mystérieux pour que les historiens et les critiques littéraires contribuent à fabriquer sa légende, avec cette réputation sulfureuse de plus grand séducteur de l'histoire italienne.

Le comble, c'est que ce personnage n'a sans doute jamais existé mais que de bonnes âmes en quête d'originalité l'ont inventé et fait vivre dès le XVIIe siècle dans une pièce de théâtre italienne. Plus tard, la légende de Don Juan porte des traits assez bien dessinés et qui dissimulent, en fait, un dysfonctionnement grave de la prostate. Comme personne à l'époque ne connaît précisément ni le cancer, ni les maladies de la prostate, la rumeur va attribuer ce mal à une malédiction divine.

En gros, Don Juan vit dans le plaisir de sa vie, il transgresse les règles sociales, morales et religieuses, il est à la fois cynique, égoïste et destructeur. Il correspond parfaitement à l'image du libertin au XVIIe siècle. Ce personnage de Don Juan serait donc né à Séville au XIVe siècle, d'un fait divers sans doute inventé par des conteurs de rue, mais assez crédible pour survivre jusqu'à nous.

Ce Don Juan, fils d'amiral, aurait osé séduire la fille du commandeur de la ville qui l'a ensuite pourchassé. Il va réussir à tuer le commandeur, mais les moines du monastère où le commandeur sera enterré auraient assassiné Don Juan et fait disparaitre son corps. Pour ne pas être inquiétés, les moines ont raconté qu'il avait été foudroyé par le Ciel et entraîné en enfer. Les noms des personnages ne sont pas fictifs, mais aucune archive ne peut attester de cette histoire qui a traversé les siècles et enjolivé la légende d'un Don Juan coureur de filles, jeune débauché porté sur la jouissance, obsédé sexuel. Les historiens y voient surtout la récupération d'un thème moral (la punition du méchant) utilisé dans les collèges religieux.

Les auteurs les plus divers ont été fascinés par ce personnage. De Mozart à Prosper Mérimée, en passant par Baudelaire, Montherlant ou Molière, Don Juan va devenir une sorte de star de la séduction et du libertinage, capable par son cynisme de défier tous les canons de la morale, et surtout Dieu. Son ADN reste dominé par cet insatiable besoin de posséder les femmes dans des formes et des conditions qui transgressent les règles de la bienséance sociale ou religieuse avec l'idée sous-jacente de courir le risque du défi et donc du châtiment « exemplaire » attaché à de telles transgressions, ce qui augmentait d'autant son excitation.

L'époque moderne va charger les traits de Don Juan en y ajoutant deux caractéristiques : l'homosexualité et l'impuissance.

Éric-Emmanuel Schmitt est convaincu par exemple que Don Juan était homo. Pour lui, c'est un être vieilli, aigri, ne pouvant plus satisfaire ses désirs sauf peut-être avec les hommes. Cerise sur le gâteau, quelques auteurs moins connus vont nous fabriquer un Don Juan devenu impuissant et, à ce titre, incapable d'honorer ses conquêtes et, de ce fait, toujours avide de les multiplier.

Don Juan sera donc présenté comme un masochiste assez agressif, détestant les femmes qui ne peuvent que l'humilier puisqu'il serait incapable de les posséder. Cette version rejoint l'origine des rapports entre les hommes et les femmes que raconte avec passion le philosophe Michel Onfray. Pour lui, l'origine des inégalités dont souffrent les femmes remonte à l'origine des temps. Les hommes n'ont pas cessé de se venger des humiliations subies par les femmes lors des rapports intimes. Ève, la première femme créée par Dieu pour amuser Adam qui s'ennuyait, a rarement reçu de son homme le plaisir que Dieu lui avait fait miroiter. Les femmes ont donc très vite accusé leur homme d'impuissance et d'incapacité à les faire jouir. Dans le secret de l'intimité, celles-ci ont humilié les hommes qui n'ont eu de cesse de se venger en les séquestrant à la maison, auprès des enfants et en les voilant pour les mettre à l'abri du regard des autres hommes.

La célébrité de Don Juan vient de ce qu'il a incarné les malheurs de l'homme vieillissant. Rapidement, les médecins et les hommes de raison ont mis ces défaillances sur le compte de la prostate. Et très longtemps après, la faculté de médecine elle-même en a conclu que les symptômes observés sur Don Juan venaient d'un cancer de la prostate. La sentence qui m'attendait à l'issue de mes examens médicaux n'était donc pas réjouissante.

C'est intéressant, puisque Don Juan n'a pas existé, on peut en conclure que le personnage a été façonné par des hommes qui devaient supporter les mêmes dysfonctionnements que ceux qu'ils attribuaient à leur invention.

Cette malédiction de Dieu qui poussa Don Juan à la mort m'avait occupé toute l'après-midi et, bizarrement, cette tragédie divine ne m'avait pas plongé dans un abîme de désespoir. Tout ce qu'elle m'enseignait me donnait des forces pour affronter cette espèce de malheur qui me tombait dessus.

Ce que j'allais découvrir le lendemain était bien plus douloureux parce qu'il touchait à un des personnages de la littérature que j'admirais le plus. Je voulais savoir précisément pourquoi Ernest Hemingway, ce génie du siècle dernier, s'était suicidé. Hemingway, qui n'a pas cessé dans son œuvre comme dans la vie publique de star mondiale d'incarner l'image du mâle dominant, aventurier, courageux, l'image d'un Don Juan moderne, a fini lui aussi par croire à une vengeance de Dieu. Un comble pour ce personnage qui était aux antipodes du mysticisme.

En pleine dépression, il en arrivait à demander pardon pour la vie qu'il avait menée tambour battant. Trop de talent, trop de whisky, trop de vins fins, trop de mets subtils, trop de voyages au bout du monde, trop de débauches, trop d'injures à la morale ordinaire, trop de femmes, trop de partouzes et de libertinage ont fait de lui, pensait-il, une victime de la malédiction.

Il a mis fin à ses jours pour abréger ses souffrances physiques et psychologiques. Non seulement il ne supportait plus de croiser le regard de la jeune femme quand il devait déposer les armes pour cause de panne d'érection, mais il lui fallait des femmes de plus en plus jeunes, lesquelles devenaient de plus en plus ironiques.

Le prix Nobel de littérature le plus connu de la planète n'a pas supporté ces humiliations et sans doute la douleur épouvantable des métastases osseuses. Humiliations qu'il vivait très mal, mais aussi qu'il infligeait à la gent féminine. C'était un seigneur qui s'en voulait de se conduire comme un malotru pour surmonter les effets de son vieillissement.

Chose étonnante, la plupart de ses compagnons de débauche et de fêtes, qu'ils soient célèbres ou pas, sont eux aussi tombés sous le coup de la malédiction de la prostate. Mais j'ai vérifié, les médecins chercheurs ne sont déjà pas convaincus qu'il existe une relation entre l'activité sexuelle et le taux de cancer de la prostate. De là à trouver un lien avec une activité sexuelle proscrite par la morale, il y a un gouffre.

Au-delà de Dieu ou de Don Juan, la recherche médicale a quand même étudié les liens entre le cancer en général et la sexualité. Notamment depuis une trentaine d'années vu que le nombre des personnes touchées est monté en flèche.

Les gynécologues savent qu'il existe un lien entre le cancer et la vie sexuelle. La multiplication de partenaires augmente le risque de cancer du col de l'utérus. Cette corrélation vient de l'infection par certaines bactéries qui se transmettent lors des rapports sexuels et entraînent un développement des lésions précancéreuses sur le col de l'utérus. Ce n'est donc pas directement la fréquence des rapports et leur diversité qui est en cause, c'est le taux de bactéries portés dans un rapport non protégé. Alors, on peut dire que, plus on a de rapports, plus on prend le risque d'attraper des bactéries. Et donc de développer un cancer. Mais ça n'est pas le rapport lui-même qui serait en cause. Ouf !

En revanche, il n'y a pas de corrélation mise en évidence jusqu'à maintenant entre la vie sexuelle et les cancers pelviens chez l'homme. Il y a cependant quelques études qui laissent penser que le nombre de partenaires sexuels ne serait pas sans influence sur le risque de cancer de la prostate.

Il existe une étude américaine dont les résultats ont été rendus publics. C'est la seule. Dans le comté de Washington, entre 1993 et 1996, on a étudié des hommes âgés de 40 à 64 ans, chez qui on avait diagnostiqué un cancer de la prostate. On les a interrogé sur leur vie sexuelle, puis on a comparé leurs réponses à celle d'un panel d'hommes en bonne santé, du même âge.

D'un côté, 753 patients atteints d'un cancer. De l'autre, 703 hommes parfaitement sains.

Les résultats sont assez surprenants puisque les chercheurs ont constaté que le risque de cancer était quand même proportionnel au nombre de partenaires. Le fait d'avoir eu plus de 30 partenaires était associé à la présence de formes plus agressives. Mais le risque de cancer était accru chez les hommes ayant eu, dans leur passé, des infections gonococciques. La fréquence des rapports sexuels n'a, semble-t-il, aucune incidence. Ouf !

Conclusion, il doit y avoir une corrélation entre le risque de cancer, non pas avec le nombre de rapports sexuels ou le nombre de partenaires, mais sans doute avec la multiplication du risque de rapports à transmission. Un peu comme pour la femme avec le cancer du col de l'utérus.

Tous ces résultats demandent à être confirmés, parce que la qualité de réponses n'est pas prouvée et est évidemment sujette à caution. Encore faut-il que les patients interrogés racontent la vérité, comme disait le professeur Raoult en pleine épidémie du coronavirus.

Les médecins spécialistes, eux, ne se prononcent pas sur ce type de relations causales. Ceci dit, ils les utilisent pour inciter les hommes et les femmes à se protéger. Ça ne garantit pas une protection contre le cancer de la prostate mais au moins d'être mieux protégé contre les maladies sexuellement transmissibles et autres bactéries. Récemment, une étude sérieuse est venue tordre le cou à une croyance qui semblait bien installée dans les populations assez croyantes et conservatrices. Cette croyance a d'ailleurs fondé la doctrine officielle du corps médical : la masturbation masculine augmenterait le risque de cancer. Ça n'est pas étonnant, depuis deux siècles environ, la masturbation a été considérée comme la mère de tous les vices. À en croire les grands-mères de nos provinces, la masturbation rendait sourd, idiot et débile dans la mesure où, comme la drogue ou l'alcool, le plaisir orgasmique mais solitaire entraînait le vieillissement des neurones.

Tout cela est complètement faux. La masturbation comme l'homosexualité et même la relation sexuelle hors mariage ne font que transgresser les règles de la morale catholique. Chez les catholiques certes, mais pas qu'eux, le plaisir sexuel n'est acceptable et même souhaitable que si la relation sexuelle sert à la reproduction.

Pour limiter cette « activité de débauche qui consiste à trouver du plaisir seul avec sa main gauche – ou droite », on avait donc attribué à la masturbation toutes les perversions.

Le caractère inoffensif de l'onanisme ne fait plus débat, il est aujourd'hui complètement démontré. Mais, en plus, on sait depuis peu que la masturbation a des effets bénéfiques. Les médecins nous enseignent qu'elle apporte chez les hommes des effets bénéfiques dans la prévention contre le cancer de la prostate.

Passons sur les plaisanteries un peu graveleuses que beaucoup pourront faire sur les avantages d'un coup de main quotidien dans la protection anti-cancéreuse. Mais l'explication scientifique est claire : la prostate est la glande qui produit le sperme – que les médecins appellent liquide séminal – tout le monde connaît sa consistance, sa couleur – et peut être son goût et son odeur. Ce sperme va embarquer les spermatozoïdes au moment de l'éjaculation.

Dans un rapport sexuel normal et classique, l'éjaculation va se produire au fond de l'utérus là où les spermatozoïdes vont se battre entre eux pour féconder un ovule, si ovule il y a. Dans un rapport sexuel protégé, le sperme va se retrouver au fond d'une capote.

Dans un rapport sexuel interrompu, l'éjaculation va se perdre dans le drap du lit, si les deux amants sont dans un lit. Lors de la masturbation, la destination de l'éjaculation est également choisie ou pas par celui qui prend son plaisir seul.

Et bien, entre 1995 et 1998, des chercheurs australiens (du centre anticancéreux de Melbourne) ont demandé à 1 079 hommes atteint d'un cancer avant 70 ans de raconter leurs habitudes sexuelles. Parallèlement, on a posé la même question à 1 200 hommes du même âge, mais en bonne santé.

Le résultat est intéressant : plus les hommes éjaculent entre 20 et 40 ans, moins ils risquent un cancer de la prostate. L'effet protecteur le plus visible touche les jeunes hommes. Les hommes qui éjaculent plus de 5 fois par semaine quand ils ont 17, 18, 19 et 20 ans réduiraient d'un tiers leur risque de développer ce cancer au cours de leur vie.

Ce résultat concerne les hommes qui pratiquent la masturbation et le plaisir solitaire… parce que si les éjaculations ont lieu avec différents partenaires, on retombe sur les résultats précédents. Le nombre d'éjaculations baisse le risque, mais le nombre de partenaires remonte le risque, pour une raison simple : le nombre de partenaires accroît le risque de transmission de bactéries.

Il faudrait donc passer par le plaisir solitaire pour favoriser l'immunité contre le cancer. Les chercheurs sont formels, l'éjaculation fréquente stimule le travail de la prostate, limite le stockage prolongé du sperme. Il y a dans la composition du sperme des éléments comme le potassium, le zinc, le fructose et l'acide citrique qui pourraient être cancérigènes. Sans parler du sperme des fumeurs qui intègre des substances dangereuses (le méthylcholanthrène).

Bref, tous ces résultats auraient dû me rassurer l'esprit, j'avoue honnêtement que je faisais partie de ces adolescents qui s'étaient beaucoup masturbés pendant leurs jeunes années. D'abord, parce que j'étais d'un naturel assez timide, ensuite parce qu'à cette époque, la contraception et l'avortement étaient encore interdits (en cas de pépins, il fallait beaucoup d'argent pour les faire avaler au corps social). Enfin parce que la masturbation était agréable, peu coûteuse, et encore interdite par la morale ce qui la rendait meilleure.

Comme le dit David Bême, un des dirigeants de Doctissimo qui fait un travail de fou pour promouvoir la prévention, dans tous les domaines de la santé et en particulier celui du cancer, « il serait temps qu'on permette aux jeunes de prendre leur santé en main… »

Honnêtement c'était la seule chose un peu légère que j'avais trouvé dans mes souvenirs récents pour me sortir de cette malédiction de Dieu qui m'empoisonnait la vie. Il fallait aussi cesser d'invoquer Don Juan pour justifier un tas de turpitudes, tout en le protégeant pour avoir inspiré tant de chefs-d'œuvre. Se souvenir aussi que Mozart n'est pas mort du cancer de la prostate, il était évidemment trop jeune. Mais il est mort d'une syphilis contractée entre deux partitions à l'ombre de son piano. Personne n'a osé invoquer la vengeance de Dieu. Bizarre !

5

Il me fallait choisir entre la peste et le choléra

Les analyses des biopsies et les différents traitements prévus m'avaient donc apporté une bonne et une mauvaise nouvelle… Je ne pourrais plus avoir d'éjaculation en cas d'opération, donc pas d'enfants possibles sauf à extraire des spermatozoïdes, ce qui n'était pas totalement au point… Mais, en revanche, je pourrais sans doute continuer à faire crac-crac. La porte de la pouponnière me serait fermée, mais celle de la salle de jeu me resterait ouverte... Je m'attendais à pire, sauf que c'est le « sans doute » qui me gênait. Quand le médecin dit : « sans doute », c'est qu'il y a des doutes.

Après avoir reçu le résultat des biopsies et des IRM, les jeux étaient faits. J'étais convoqué à la clinique Saint-Jean-de-Dieu pour que les médecins me livrent leur diagnostic. J'ai décidé de m'y rendre seul. De toute façon, je ne sais pas qui aurait pu m'accompagner vu que personne n'était au courant.

Excepté mon ex-femme à qui je n'ai pas osé demander de venir avec moi.

En entrant dans le cabinet du docteur Ariège, j'ai vite compris que l'urologue que je n'adorais pas spécialement avait pris la main.

Il se présenta presque aimable.

« Asseyez-vous. Comment allez-vous ?

– Comme quelqu'un qui attend que le couperet tombe. Sinon vous ne m'auriez pas invité.

– Bon, avec les résultats obtenus, nous pouvons faire un diagnostic. Nous allons essayer d'être le plus clair possible pour que vous compreniez bien l'enjeu. Au départ, le taux de PSA élevé nous a alerté sur une présomption de cancer. Il est vrai que vous n'aviez pas de symptôme particulier, pas de gêne, mais on s'est quand même aperçu que vous aviez une hypertrophie de la prostate. Pas énorme, mais au toucher on la sentait, elle était palpable, ce que nous a confirmé l'IRM. Dans certains cas, le patient a des problèmes pour uriner et il doit se lèver plusieurs fois par nuit. Mais parfois, on ne ressent rien. Ce qui est votre cas. Vous me suivez ?

– Très bien, enfin je vous suis.

– On a donc poussé les recherches et procédé à des prélèvements et on a découvert que certains contenaient des cellules cancéreuses. Vous allez penser que c'est une mauvaise nouvelle, vous avez raison, mais ce cancer en est encore à un stade microscopique. Nous avons quelques cellules qui, en se reproduisant, ont formé un petit noyau et c'est ce petit noyau qui est palpable au toucher. La bonne nouvelle, si j'ose dire, c'est que ce noyau reste localisé dans la glande prostatique. Il est identifié et on va pouvoir agir soit pour le neutraliser, soit pour l'enlever. Il n'est pas trop tard. Nous avons donc le choix du protocole. Si on n'intervient pas, si on vous laisse vivre comme si de rien n'était, ce noyau cancéreux peut grossir et s'étendre dans la glande prostatique. Puis, il peut plus ou moins vite atteindre la capsule qui entoure la prostate, voire même la perforer. Dans ce cas, votre cancer va passer dans les vésicules séminales, les sphincters, puis la vessie. Et à partir de là, il va circuler dans les vaisseaux lymphatiques, pénétrer dans les ganglions du bassin puis, par les vaisseaux sanguins, et il déposera des métastases un peu partout, notamment dans les os du bassin. Ce qui provoque des douleurs insupportables et qui s'avère extrêmement difficile à soigner. Là, je vous déroule tout le film. Mais ça peut mettre longtemps. On ne sait pas.

Un cancer de la prostate mal soigné peut vous emporter en deux ans mais il peut aussi prendre son temps et patienter pendant dix, quinze ans, même parfois plus. C'est pour cela qu'autrefois, comme l'espérance de vie était beaucoup plus courte, le cancer de la prostate n'avait pas le temps de se développer. Donc personne n'en parlait et on a d'ailleurs assez peu de statistiques.

Aujourd'hui, l'espérance de vie s'étant allongée pour approcher les 90 ans, ce cancer a le temps d'abîmer et de martyriser ses victimes. Tout cela pour dire que dans votre cas, avec un cancer diagnostiqué en début de course, votre intérêt est d'agir et d'agir vite. Pour résumer, sans vous raconter d'histoires, vous avez deux choix qui s'offrent à vous : soit on ne fait rien, on surveille la bête et on essaie de retarder son évolution grâce à des traitements. Mais quand la bête aura percé la capsule prostatique, elle ne sera plus contrôlable. À ce moment-là, on ne pourra que calmer les douleurs.

Soit on intervient et ça passe par de la radiothérapie, de la curiethérapie ou alors par la chirurgie.

– Quelle chirurgie ?

– L'ablation. Je peux vous assurer qu'avec une ablation, vous vivrez correctement jusqu'à la fin de votre vie. En tous les cas, vous ne mourrez pas de ce cancer. Quant à la radiothérapie ou la curiethérapie, elles donnent aujourd'hui d'excellents résultats. On inocule dans la prostate des petites billes de radium qui vont se consumer et éliminer l'intérieur de la prostate et, par conséquent, les traces de cancer.

Alors bien sûr, tout est calculé pour que le radium n'attaque pas la coque.

– Parfait, merci, c'est très clair. Présenté comme cela, je n'ai pas beaucoup de choix !

– Détrompez-vous, vous avez trois options. Vous pouvez choisir l'ablation, vous pouvez aussi opter pour la radiothérapie ou bien décider de ne rien faire.

– D'accord, mais les effets secondaires, quels sont-ils ?

– Alors, sans vous faire une leçon de pathologie, je vais vous faire un dessin. La prostate, ça a la taille d'une balle de golf avec une coque qui la protège. Ça vous parle une balle de golf ? C'est la glande qui fabrique le sperme. Le sperme, je ne vous fais pas un dessin. Cette prostate est traversée par un canal urinaire qui part de la vessie et qui véhicule votre urine afin de l'évacuer via la verge. Si la prostate est malade, elle peut perturber le canal urinaire et donc le fonctionnement de la vessie.

Et c'est par ce même canal que le sperme et les spermatozoïdes passent au moment de l'éjaculation. J'ajoute, et là j'arrive au cœur du réacteur, que la prostate est tapissée à l'extérieur de sa coque par des bandelettes qui sont reliées au nerf érectile, c'est la raison pour laquelle la prostate est aussi sensible au toucher et que c'est un des outils du plaisir érotique et sexuel. Les homosexuels connaissent ça par cœur. Ils appellent ça le point G des hommes.

Je ne vais pas vous faire un cours, mais quand un homme a une excitation sexuelle, cette excitation part du cerveau, circule dans le nerf érectile, donc par les bandelettes de la prostate qui vont commander la préparation du sperme. Ensuite, cette information nerveuse passe par les testicules pour que les spermatozoïdes eux aussi se préparent à l'affrontement ultime pour la vie, pour reprendre la scène que Woody Allen raconte dans *Tout ce que vous avez toujours voulu savoir sur le sexe sans jamais oser le demander*.

Pour finir, le nerf érectile termine son voyage dans la verge en commandant l'érection. À ce moment-là, la guerre des Étoiles peut commencer.

– Vous auriez pu écrire des scénarios de films…

– J'aurais bien voulu, mais docteur House a tellement plus de talent.

– OK, j'ai compris. Mais je le savais un peu que la prostate est au centre des intimités sexuelles…

– Donc, selon le protocole choisi, les effets seront différents. Si on ne fait rien, ça marche sans problème pendant la première phase de l'évolution, ça peut durer deux, trois ou dix ans mais au bout de dix ans votre cancer sera en liberté et il vous tuera de l'intérieur. Sauf miracle.

Si vous choisissez la radiothérapie ou l'ablation, on éradique le cancer mais on prend deux risques. Tout d'abord, on peut abîmer le canal urinaire et provoquer des pertes, des fuites incontrôlables. Je connais d'anciens malades qui sont obligés de vivre avec des couches. Pour moi, c'est l'effet secondaire le plus inconfortable et le plus humiliant pour un homme encore jeune.

On prend aussi le risque d'abîmer votre nerf érectile et, donc, d'empêcher les érections. Là encore, pour vous dire la vérité, cela peut rendre impuissant. La prostate est tapissée de bandelettes nerveuses qu'il faut décoller de la coque pour extraire la glande. C'est un travail de fourmi, de microchirurgie pour laquelle on commence à avoir des aides techniques et digitales mais la responsabilité du médecin est totale, il peut abîmer les nerfs et les nerfs ne repoussent pas ou alors très lentement. Nous aurons sans doute des robots, dans quelques années, qui seront plus précis que la main de l'homme. Mais ces robots n'existent pas encore.

Vous n'aurez plus quoi qu'il en soit d'éjaculation, vous ne pourrez plus avoir d'enfant, mais vous pourrez jouir et avoir des orgasmes.

– OK, j'aurai un violon, mais je n'aurai plus d'archer.

– Ce que je peux vous dire, c'est que la médecine a fait d'énormes progrès, que la mission du médecin est évidemment de vous sauver du cancer, mais c'est aussi de préserver un certain confort de vie et par conséquent, de tout faire pour éliminer au maximum ce type de risques. C'est ma préoccupation et je crois celle de la majorité de mes confrères.

Donc, vous devez savoir tout cela et ensuite prendre la décision du protocole qui sera le vôtre. J'irai même plus loin : si vous choisissez la chirurgie, vous avez le droit de choisir votre chirurgien. Parce que nous ne sommes pas des robots, nous n'opérons pas tous de la même façon.

Je vais vous envoyer de la documentation. Vous me rappelez quand vous voulez. Si vous décidez de ne rien faire, on n'aura pas besoin de se revoir, votre médecin traitant peut surveiller l'évolution. Si vous décidez une intervention, il ne faudra pas tarder, mais vous avez quelques mois pour réfléchir. »

J'étais abasourdi, écrasé par ce discours mais je me sentais libéré. Paradoxalement, ce médecin qui me faisait peur, m'inspirait désormais un peu de sympathie. Pas chaleureux, mais finalement assez courageux dans sa façon de dire la vérité.

J'étais entré dans son cabinet paniqué. J'en ressortais plutôt rassuré par sa capacité à faire face.

Presque confiant. Alors que sérieusement, ce qu'il m'avait raconté était quand même tragique. Il venait de me dire que, finalement, je courais le risque de pisser dans ma culotte et de ne plus pouvoir baiser normalement.

Je m'en ouvris à François K qui ne fit aucun commentaire.

« Ne me demande pas de juger un confrère. J'ai confiance en lui, sinon je ne te l'aurai pas indiqué. »

Ce qui me frappait dans ce discours, et qui a sans doute amendé l'impression qu'il m'avait fait le premier jour, est qu'il ne m'a rien imposé. J'avais réellement un *a priori* négatif sur sa personne d'abord, sur la corporation ensuite. Parce que tous les chirurgiens urologues ont été à un moment ou à un autre soupçonné de passer leur temps à se trouver des clients.

Le chirurgien fait de la chirurgie parce que c'est son métier, et plus il fait son métier plus il gagne sa vie. Je suis d'une génération qui n'a pas échappé à l'opération de l'appendicite. À partir de 13 ou 14 ans, dès qu'on avait un mal de ventre, un léger vomissement, le médecin était formel : « Ça doit être une appendicite. »

C'est-à-dire une inflammation de ce petit bout de boyau dont on nous disait qu'il ne servait à rien. Et quand la famille doutait de ce diagnostic, une fois sur deux le médecin traitant sortait le coup du principe de précaution.

« Au moins une fois opéré, il sera tranquille s'il part en bateau ou traverser le désert. »

Bref, on opérait l'appendice pour écarter le risque de péritonite dans un lieu improbable où il n'y aurait pas de moyens hospitaliers. En clair, l'appendicite en série servait surtout à certains chirurgiens à se payer leur résidence secondaire.

Et puis le taux de malades de l'appendicite a baissé de façon importante au point qu'aujourd'hui, c'est devenu une opération banale, moins onéreuse qu'autrefois parce que la Sécurité sociale a baissé les tarifs de remboursement et par conséquent, a fait reculer certains abus.

Pour la prostate, le phénomène était différé mais dès que l'espérance de vie s'est allongée à la fin du siècle dernier, le taux de cancer de la prostate a grandi. Il y a trente ans, il n'y avait pas vraiment d'autre solution que l'ablation. Par ailleurs, on ne s'inquiétait guère de savoir s'il fallait ou non préserver l'activité sexuelle du patient. De toute façon, à 70 ans, il était vieux, et quand on est vieux, on ne baise plus.

Les solutions alternatives à la chirurgie ont donc eu beaucoup de mal à émerger. C'est vrai aussi que la Sécurité sociale s'est émue de la multiplication des ablations de la prostate sur des sujets de plus en plus jeunes. C'est sans doute la raison pour laquelle elle a toujours refusé de rembourser le dépistage de ce cancer qui n'est toujours pas obligatoire.

« François, il faut que tu me dises la vérité. Si on dépiste un début de cancer à 55 ans chez un mec, et qu'on ne fait rien, il est mort à 65 ans ?

– Statistiquement oui, même si certains perdront leur cancer en route, on ne sait pas pourquoi, mais c'est extrêmement rare. D'autres réussiront à survivre cinq ou dix ans de plus, mais avec les affres, pour finir en cancer des os, avec d'affreuses douleurs.

– J'ai une autre question à laquelle je t'implore de me dire la vérité : les risques d'impuissance, tu connais ?

– Évidemment. Je connais et j'en souffre moi-même parce que comme toi je n'ai plus 20 ans.

– Je parle des risques d'impuissance consécutifs à l'opération ou la radiothérapie. Ces risques sont-ils importants et fréquents ?

– Je vais te raconter une anecdote. Cette question a préoccupé tous les médecins. Il y a plus de dix ans, une étude américaine est publiée pour essayer d'y voir plus clair sur les conséquences de l'ablation de la prostate dans la vie sexuelle et personnelle.

Un échantillon de patients d'environ 70 ans et qui avaient été opérés a été constitué. On leur a demandé si, après leur opération, ils avaient retrouvé une vie sexuelle normale comme celle d'avant ? La réponse a été claire. Plus de 70 % ont répondu formellement qu'ils avaient retrouvé une activité normale et n'avaient senti aucun changement…

Donc, sur la base de cette étude, la plupart des médecins affirmaient à leurs patients, les yeux dans les yeux, que le risque d'impuissance était minime. Sauf que beaucoup d'anciens opérés se plaignaient auprès d'eux de ne pas pouvoir être très actifs, tout comme leur femme.

Alors, des médecins ont demandé au laboratoire américain ce qu'il entendait par « activité normale ». Le labo est donc retourné sur le terrain pour réinterroger les patients étudiés.

La réponse fait encore rire dans les amphis de médecines, parce qu'on s'est aperçu qu'à l'âge où les patients avaient été opérés, leur vie sexuelle était plutôt calme avant comme après. Donc ça n'avait aucune signification.

– Donc, il ne se passe rien. C'est décourageant.

– Je ne dirais pas cela, on a fait beaucoup de progrès depuis vingt ans. D'abord, parce qu'on a des médicaments qui apportent une aide certaine, le Viagra et le Cialis, ça n'est pas réservé à ceux qui veulent partouzer. Tu as, mais on t'expliquera tout cela le moment venu, des piqûres que tu peux te faire dans la verge et qui te provoquent des érections d'enfer et durable. C'est des piqûres d'Edex. Ce n'est pas très compliqué à faire et ça ne fait pas mal, tu achètes des seringues préremplies et tu te les fais toi-même une demi-heure avant de passer à l'acte. Et hop au garde-à-vous, comme Rocco Siffredi.

– Tu plaisantes là, j'espère ?

– Non je réponds à ta question.

– C'est d'un romantisme rare. Franchement, je ne m'imagine pas en étant avec une nana, lui dire « surtout ne bouge pas, faut que j'aille dans la salle de bain me faire une piqûre dans la bite ».

– Écoute, c'est sans doute toute une organisation, mais on t'apprendra à t'en servir. Je crois surtout que tu vas découvrir des pratiques sexuelles différentes. Surtout toi, tu dois être sapiosexuel.

– Sapio quoi ?

– Tu regarderas sur Internet… Non, je crois franchement que ça va dépendre de ta partenaire, de ton mental.

– Je ne suis pas sûre qu'elle sache à quoi sert la prostate. Elle sait compter oui, jouir ou faire jouir, mais ce n'est pas un prix Nobel de médecine.

– Tu as changé de copine ? Je plaisante ! Pour répondre complètement à ta question, les effets induits sur l'érection vont beaucoup dépendre de l'équipe médicale qui va t'opérer, si toutefois tu choisis l'opération.

– Explique !

– Tu es conscient que dans l'ablation, on prélève la glande. Si les cellules cancéreuses sont restées en camping à l'intérieur de la glande prostatique, si elles n'ont pas traversé la coque, et qu'on enlève tout cela, tu es sauvé. Mais, pour que les fonctions sexuelles continuent de marcher, il faut que les chirurgiens fassent un travail de dentelière, ils doivent écarter les bandelettes érectiles sans les fracturer, sans les traumatiser et, à cette hauteur, les nerfs tapissent la prostate. Donc, c'est compliqué. Ça dépend vraiment du chirurgien et de ses assistants.

– Là, franchement, tu me fous la trouille, vraiment. Le chirurgien en a rien à cirer de tout cela. Il opère, mais il ne fait pas de la chirurgie esthétique ou érotique.

– Détrompe-toi, le chirurgien est parfaitement conscient qu'il opère dans une zone stratégique, que son boulot ne consiste pas seulement à éliminer une grenade cancéreuse, mais qu'il doit éviter des dégâts collatéraux. C'est un peu comme dans une guerre moderne. Le chirurgien va bombarder une cible stratégique mais éviter les populations civiles autour. Autrefois, tu as raison, les chirurgiens arrachaient tout comme des bouchers, parce que ça n'avait pas d'importance.

– Oui mais comment savoir si le chirurgien va faire correctement son boulot ?

– Bonne question qui concerne toute la médecine. Il y a des bons et des mauvais médecins. Mais je vais te dire quelque chose d'important, le chirurgien c'est comme un champion de tennis. Plus il joue, mieux il joue… C'est valable pour tous les chirurgiens.

– Donc, j'ai compris. Il faut que je trouve le Roger Federer de la prostate ou le Raphael Nadal du nerf érectile… C'est-à-dire le chirurgien qui pratique tous les jours. Mais comment je fais là ? Je ne vais pas aller sur le Bon Coin ? On ne connaît pas les médecins. Comment je fais pour tomber sur le bon chirurgien ? C'est absolument capital. Ma vie dépend de lui. Le fonctionnement de ma queue va dépendre d'un mec que je ne connais pas.

– Oui, mais ça c'est la médecine, comment créer le rapport de confiance et s'assurer que les médecins sont plutôt bons.

– D'autant que tu appartiens encore à une profession qui se protège, qui se défend. Une profession où les secrets sont jalousement gardés.

– Joker ! Je ne vais pas rentrer dans ce débat. Pour l'instant, il n'y a pas de solution globale, je ne vais pas réformer le système dans mon petit coin et perdre notre temps à déplorer que les médecins ne soient pas systématiquement évalués. Mon problème de tous les jours est de trouver pour mes patients « *the artist* » dans la spécialité voulue, mais où il n'y a pas de hit-parade, pas de classement public et très peu de communication. Et tu as raison, il existe une sorte d'omerta sur les médecins qui ne sont pas excellents dans leur pratique.

– Putain, je suis mal barré. Parce qu'il n'y a pas de guide Michelin des bons médecins, si le 5 étoiles de la prostate existe, je ne le connais pas !

– Détrompe-toi, on va le trouver le Federer de la prostate. On y réfléchit quelques jours et on en reparle.

6

Je devais trouver le Federer du bistouri

Ma décision était prise, j'allais me faire opérer. L'avais-je prise seul, en toute liberté ? J'étais incapable de répondre à cette question que j'évitais désormais de me poser. J'avais mis entre parenthèses les questions collatérales concernant les effets. Il fallait maintenant que je choisisse qui allait m'opérer et où ?

Sauf que découvrir le meilleur chirurgien capable de m'extraire le crabe sans abîmer mon fusil de chasse, je ne voyais pas sur quel site Internet j'allais le découvrir.

J'étais donc parti dans une sorte d'Escape Game au terme duquel je devais trouver celui qui m'opérerait en me donnant l'assurance maximum de ne pas me réveiller en étant amputé de tout moyen de plaisir. La galère continuait.

Je ne courais aucun risque de perdre mon zizi par un coup de scalpel qui aurait dérapé. En revanche, je prenais tous les risques de perdre les leviers de commande du zizi. C'est incroyable ce qui se passe dans la tête d'un mec à ce moment-là.

Il me fallait donc trouver le Roger Federer du bistouri. Celui qui sait placer ses coups au millimètre près et terrasser son adversaire avant de le tuer.

Toutes les autres techniques à base de cryogénie, radiothérapie ou curiethérapie ne m'avaient pas emballé. Intellectuellement, elles méritaient l'attention parce qu'*a priori* le risque d'abîmer le système érectile était moindre. Mais pour éradiquer le cancer, les retours que j'avais n'étaient pas 100 % probants. Toute la difficulté résidait dans le dosage des piles radioactives qui, tels des enzymes gloutons, allaient dévorer les cellules cancéreuses. Il fallait forcément doser juste. Sinon ou les enzymes n'étant pas suffisantes allaient oublier quelques cellules terroristes, ou trop puissantes finiraient par attaquer la coque, voire même le réseau nerveux.

J'avais donc acquis la certitude que pour éradiquer ce petit crabe, l'éliminer de façon définitive, il n'y avait pas d'autres méthodes que d'aller le chercher à la main. Maintenant, je ne me sentais pas totalement prêt à prendre le risque d'abandonner toute activité sexuelle. Or, l'enjeu était là. Vivre oui, mais dans quel état ? Je n'avais pas 60 ans et jusqu'à ce qu'on découvre mon taux de PSA, je pensais encore être immortel quelques années, mais impuissant ça ne m'avait jamais traversé l'esprit, même dans mes cauchemars les plus pornographiques.

Dans ma vie de mâle, j'avais parfois craint l'éjaculation précoce, ce qui fait désordre, je m'étais souvent inquiété de ne pas être à la hauteur, d'être trop court ou trop pressé, mais tous les mecs sont pris par ce genre d'angoisse. Honnêtement, imaginer qu'un jour je puisse me réveiller complètement impuissant, y compris devant les plus beaux avions de chasse… alors ça, jamais !

Or, j'avais compris que ma survie sexuelle dépendait du talent de celui qui allait m'opérer. Il me restait à dénicher le champion aux doigts de fée, et, là encore, impossible de m'enquérir auprès des quelques amis que je soupçonnais d'être passés par là, impossible de trouver le classement des dix meilleurs chirurgiens urologues capables de protéger la fonction érectile. Il fallait donc se rabattre sur les bruits et rumeurs de la rue, comparer les réputations…

Le chirurgien qui avait la plus grande notoriété publique dans ce domaine était, sans débat, Bernard Debré et pas seulement parce qu'on savait qu'il s'était occupé de François Mitterrand. Bernard Debré est resté incontestablement une star pour toute une génération jusqu'à la fin de sa vie puisqu'il est parti en septembre 2020 au moment où personne dans la sphère politique ne s'attendait à une deuxième vague du covid. Bernard Debré était une star, née dans une famille de stars. Son grand-père, Robert, a été un très grand professeur de médecine, son père Michel a été le père de la Constitution française qui a fondé la Ve République, et son frère jumeau Jean-Louis a été un fidèle ministre de Jacques Chirac et dernièrement un président du Conseil constitutionnel assez pointilleux.

Né avec un nom célèbre, il lui restait à se faire un prénom, ce qu'il a réussi brillamment. Il a commencé par la médecine qu'il a exercé en tant que chef du service urologie de l'hôpital Cochin. Mais Bernard Debré n'a pas échappé au virus de la politique puisqu'il est devenu un des cadres dirigeants du RPR, a été député pendant plus de vingt ans, ministre et conseiller de Paris jusqu'à son dernier souffle. Bernard Debré a un talent que les journalistes ont vite repéré : un sens de la communication et de la pédagogie qui lui valait d'être souvent invité sur les plateaux de télévision.

Dans un milieu politique où la moyenne d'âge est quand même plus avancée que dans une startup, Bernard Debré a réussi à se faire une clientèle nombreuse, de droite comme de gauche. *A priori*, le cancer de la prostate ne choisit pas la couleur politique de ses victimes et, parmi toutes les études qui ont été faites sur les facteurs déclenchants et les terrains les plus favorables, aucune ne permet de dresser une corrélation entre le cancer et le bulletin de vote.

Bernard Debré ne mentira jamais. Mais il ne démentit pas davantage les bruits et rumeurs qui circulaient sur l'état de santé du président de la République. Le résultat est que l'opinion publique française et internationale a toujours considéré que le professeur Bernard Debré était le best, puisque tous étaient convaincus qu'il avait opéré François Mitterrand. La réalité est sans doute un peu différente, mais Bernard Debré a évidemment joué de cette ambiguïté, parce que tous les facteurs mis bout à bout, son cabinet a débordé de clients venus du monde entier. Un chef d'État sur deux a voulu, dans le dernier tiers de sa vie, bénéficié d'un toucher rectal de Bernard Debré. Il n'appartenait pas à la génération des Federer, mais plutôt des Bjorn Borg ou des Elie Năstase. Mais c'était quand même un champion du monde.

Je connaissais bien Bernard Debré. Pour un journaliste qui a eu la chance d'observer la vie économique et politique française avec les caméras de TF1 ou de LCI, ne pas le connaître eût été une faute professionnelle et grave. On se tutoyait, mais dans le métier, quand on a un peu de bouteille tout le monde tutoie tout le monde, à condition qu'il n'y ait pas de caméra. Au demeurant, il était intéressant, cultivé, drôle et qualité primordiale, extrêmement disponible. Bref, c'était le bon client.

En toute logique, j'aurai dû me précipiter à son cabinet avec mon dossier sous le bras pour qu'il puisse l'examiner. D'ailleurs, les quelques amis que j'avais tenu au courant m'ont recommandé d'aller le voir.

« Si la moitié des chefs d'État africains viennent le voir, c'est qu'il doit être bon. »

Les médecins que je connaissais, eux, étaient plus réservés. François K était assez neutre ou alors prudent.

« Tu vas voir qui tu veux, où tu veux. Tu discutes et après tu décideras à qui tu vas confier ta queue. Je plaisante. Sérieusement, n'oublie pas ce que je t'ai dit, ce qui est important, c'est l'équipe médicale, la cohésion et l'habileté du chirurgien. N'oublie pas le joueur de tennis. Plus un médecin travaille, meilleur il est, plus un chirurgien opère, moins il se trompe et plus son équipe le soutient. »

J'avais vraiment l'impression qu'il voulait me dire quelque chose d'important mais je n'arrivais pas à tilter…

Mes recherches tournaient autour d'une dizaine de chirurgiens urologue très connus dans la région parisienne. Il y avait le professeur Vallancien, dont on parlait en grand bien, les équipes de l'hôpital Montsouris qui jouissaient d'une formidable réputation compte tenu des recherches avancées qu'ils avaient fait en curiethérapie. J'aurais pu aller voir du côté de l'hôpital de la Croix Saint-Simon ou de l'hôpital Pompidou où je connaissais de nombreux médecins. Mais, honnêtement, je n'avais aucun élément pour apprécier réellement la valeur de chacun, ou plutôt leur capacité à ne pas me louper.

Ce genre de classement existe dans le secteur de la chirurgie esthétique, notamment au Brésil où les médecins et les cliniques ont apparemment le droit de faire de la publicité. Chacun se vante de ses exploits. Certains refont les seins (très à la mode), d'autres les nez, d'autres rabotent les hanches. Et tous font état de leur clientèle avec des sites qui collectent les appréciations. Avec avis et photos en couleur, avant et après à l'appui.

À un moment en feuilletant les documents, je me suis fait peur en imaginant les mêmes méthodes pour les opérations de la prostate. « Le docteur Gomez, clinique des Bains à Rio de Janeiro, vous garantit une ablation de la prostate avec moins de deux mois plus tard, des érections aussi dures qu'avant. » L'idéal bien sûr, ou alors plus certainement une publicité abusive.

L'autre critère que j'aurais pu prendre en compte pour m'aider aurait pu être le revenu. La France n'accepte pas qu'on évalue les médecins en fonction de leurs performances médicales, mais les services de Bercy ou de la Sécurité sociale s'arrangent quand même pour laisser fuiter les revenus. C'est ainsi qu'il existe un top 10 des médecins les mieux rémunérés dans le cadre de leur activité médicale et, curieusement, ceux qui gagnent le plus aujourd'hui sont souvent les chirurgiens urologues.

Les chiffres précis sont difficiles à vérifier parce que les médecins eux-mêmes ne tiennent pas à les publier. Entre ce qu'ils réalisent à l'hôpital dans le cadre public et ce qu'ils réalisent dans le cadre privé, la frontière n'est pas toujours étanche. Ces chiffres sortent comme par hasard quand la Sécurité sociale s'émeut de certains montants et demande aux médecins de raboter un peu leurs honoraires, ce qu'ils ne feront jamais. Pour une raison simple : ils ont des clients et ces clients paient. Des clients français et étrangers.

Et les urologues ont le vent en poupe en termes de revenus parce que leurs interventions sont longues, délicates, mais aussi parce que le cancer de la prostate mal soigné est devenu la première cause de mortalité en France, devant les maladies cardiovasculaires. C'est évidemment la rançon de l'allongement de la durée de vie. Et c'est vrai dans le monde entier. Ajoutons à cela que les patients opérés de la prostate sont en moyenne plus âgés que les autres patients, ils ont aussi statistiquement plus de revenus ou de fortune. Ils sont obligés de payer plus cher que le tarif de base de la sécurité sociale l'ablation de la prostate. D'où la présence des urologues en tête du palmarès de médecins les plus riches.

Au classement informel que l'on pouvait faire en interrogeant les médecins eux-mêmes, Thierry Flam recueillait tous les suffrages. Ce médecin assez discret ne participait pas à des opérations médiatiques ou politiques... Les patients étaient plutôt satisfaits, les membres de l'équipe ne tarissaient pas d'éloge. Cela dit, il ne fallait pas rêver. Ce professeur était surbooké aussi bien pour une consultation que pour une ablation.

« Désolé, pas avant un an... », selon son secrétariat de Cochin, à l'époque.

L'agenda de Thierry Flam était effectivement complet, avec un secrétariat formé pour le protéger. Bref, impossible à joindre, sauf à passer par la marge et la marge pour moi, c'était Bernard Debré que je demandai à rencontrer.

« Le professeur Debré peut vous recevoir à Cochin demain, en fin de matinée, vers 11 h 30. »

Nous étions fin juin et le temps était clément. J'étais à l'heure et sa secrétaire me fit rentrer dans son cabinet en me disant qu'il aurait quelques minutes de retard. Et d'ajouter qu'il avait dû aller visiter un de ses patients africains opéré la veille. J'adorais Bernard Debré. Il n'était jamais en retard à cause de la circulation, il était en retard parce qu'il recevait un chef d'état étranger. Mais il le disait gentiment.

Le cabinet était simple comme dans tous les hôpitaux publics, la secrétaire occupait la pièce d'à côté. Dix minutes plus tard, je l'entendis arriver.

« Salut. Pardon pour ce petit retard, je suis un peu débordé avec des patients étrangers. Ils veulent rentrer dans leur pays plus vite qu'il ne le faudrait. Il faut que je les calme un peu. Dis-moi qu'est-ce qui t'arrive ?

Après lui avoir expliqué mon cas en deux mots, il consulta mon dossier. Son diagnostic fut rapide et correspondait au précédent.

« Je vais t'expliquer ce qui se passe avec un petit dessin. D'abord, dans ton malheur, tu as la chance d'avoir été vite dépisté, parce que, question dépistage, on a des progrès à faire dans ce pays. Ton truc, c'est emmerdant mais honnêtement, tu as 90 % de chance de t'en sortir. Alors, regarde ce que je crayonne, la prostate c'est une petite boule ronde avec deux fils d'entrée et deux fils de sortie.

– Oui on m'a déjà expliqué tout cela.

– J'imagine, mais je préfère qu'on soit clair. Alors la petite boule, c'est la glande prostatique, c'est elle qui fabrique le sperme, c'est aussi la prostate qui participe à la jouissance. L'un des fils dont je te parle, c'est l'urètre qui véhicule l'urine et le sperme, l'autre c'est le nerf érectile qui transmet ta libido, tes envies et qui commande la mobilisation générale au moment d'un rapport sexuel. Mon grand-père disait que c'était le nerf qui chargeait les munitions et qui armait la mitraillette. Notre problème va être d'enlever cette petite boule sans casser les fils. Si on casse l'urètre, tu auras des complications urinaires. Si on casse le nerf érectile, tu ne pourras plus bander. C'est une problématique hyper classique. Ne t'inquiète pas, je vais m'en occuper. On est fin juin, je peux t'opérer le 13 juillet, au matin. Normalement, huit jours plus tard, tu sors. Ça te va ? Tu verras, ça n'est pas compliqué. Tu ne dis rien ?

– Je ne dis rien parce que je n'étais pas venu pour te demander de m'opérer. Je te remercie, mais, avec ton emploi du temps, je n'imaginais pas que tu puisses te libérer. En vérité, j'aurais souhaité me faire opérer par un chirurgien du service dont on m'a beaucoup parlé et qui ne peut pas me prendre avant que je sois mort.

– De qui tu parles là ?

– Je parle de Thierry Flam. Il appartient bien au service urologie que tu diriges ?

– Bien sûr, il est excellent, c'est un de mes anciens assistants, je l'ai formé et il travaille ici. Tu ne penses tout de même pas que je vais te laisser opérer par un de mes anciens assistants ? C'est hors de question. Je le ferai moi-même, ne t'inquiète pas. Ma secrétaire va te donner le protocole, il faudra d'abord que tu viennes en visite chez l'anesthésiste, on va arranger tout cela au mieux, mais ça va rouler. »

J'étais littéralement terrorisé. Je venais chercher un piston pour accéder à un champion du monde de la chirurgie urologique, et je me retrouvais à la merci de son mentor dont je me doutais qu'il ne pouvait pas opérer tous les jours. Comment pouvait-il le faire, entre ses activités politiques, l'Assemblée, le parti, une omniprésence dans les médias, les salons du livre, les séances de dédicaces et ses voyages à l'étranger, sans parler de toutes les obligations mondaines auxquelles il se pliait avec beaucoup de plaisir ? Comment pouvait-il, dans ces conditions, passer quatre ou cinq heures en salle d'opération à trier les bandelettes nerveuses lors d'une ablation de la prostate ?

« Fais comme tu veux, m'avait dit François, mais n'oublie pas que Federer, pour être champion, s'entraîne tous les jours. »

J'avais beaucoup d'estime et d'affection pour Bernard Debré, sa passion, son écoute, mais de là à lui confier concrètement le sort futur de ma vie sexuelle, je n'y arrivais pas. C'était impossible. Je bloquais. Il n'était plus le Federer dont j'avais besoin. Coincé, piégé, impossible de m'en sortir sans perdre la face ou mourir de honte. Quelle leçon !

Une fois de plus, je me retrouvai chez moi, seul, dans l'incapacité d'en parler à qui que ce soit. Entre le premier urologue que j'avais vu à la clinique Saint-Jean-de-Dieu, technique, froid mais honnête sur les conditions et les effets de l'opération, la fin de non-recevoir par la star mondiale de l'urologie qu'est Thierry Flam et l'enthousiasme anxiogène de Bernard Debré, j'étais prêt à maudire la médecine toute entière.

Dieu me punissait deux fois. Une première fois en sanctionnant les pseudos-excès de ma vie. Une seconde fois en m'obligeant à prendre le risque de passer le reste de mon temps à vivre comme les castra enfermés dans la cité interdite pour surveiller des concubines de l'empereur de Chine.

Impossible de dormir. La journée avait été catastrophique. Je haïssais l'hôpital Cochin où je pensais trouver celui qui aurait pu me sauver la vie pour terminer avec celui dont je savais qu'il n'était sans doute plus en mesure d'opérer.

Le lendemain matin, j'appelai le secrétariat de Bernard Debré pour l'informer que j'annulais tout le projet, que j'avais changé d'avis et lui demandais de le remercier de ma part de m'avoir reçu.

Mon ex-femme, Coco, qui m'a sans doute sensibilisé avec beaucoup d'intelligence sur l'importance des réseaux de médecins afin de se rassurer et trier entre les bons et les moins bons, m'a finalement aidé à trancher :

« Je crois que Bernard Debré est un bon médecin, mais il ne faut pas exagérer le rôle du chef de service dans le cadre de l'opération elle-même. Le chirurgien n'est jamais seul. Pour les cas un peu délicats ou compliqués, il y a toute une équipe, d'abord, parce que c'est long, ensuite parce qu'il ne joue pas seul. Contrairement à ce que tu dis, on n'est pas au tennis. Je ne crois pas que les chirurgiens réalisent l'opération en totalité. Ils la démarrent et ils la surveillent. Le médecin qui t'a reçu à la clinique Saint-Jean-de-Dieu, celui qui te faisait peur, c'est un type bien. Je sais qu'il travaille bien. Alors je sais que le docteur Ariège ne fait pas de télévision, donc tu ne le connaissais pas. Mais on n'est pas dans le show biz… Maintenant, ce que je te rapporte là, c'est la rumeur d'hôpital où les personnels ne sont pas tendres entre eux. La rumeur sonne plutôt bien. Je n'ai pas d'autres critères. Et je ne connais même personne qui ait été opéré par lui. Donc mon conseil est fragile.

– Personne ?

– Non, parce que je n'ai aucune de mes copines qui n'a encore été opérée de la prostate !

– Très drôle !

– Non c'est sinistre ! Mais merci, tu as peut-être raison ».

7

Le secret de Mitterrand m'avait replongé dans l'angoisse

Alors que j'avais pratiquement pris ma décision de passer par l'opération et d'en prendre tous les risques postopératoires, l'entretien avec Bernard Debré m'avait plongé dans le secret que François Mitterrand avait porté si longtemps et qui m'intriguait jusqu'à remettre en question le choix que j'avais fait de l'ablation. Cette histoire m'avait replongé dans l'angoisse parce qu'elle m'apportait la preuve que j'étais peut-être en train de faire l'erreur de ma vie.

Son parcours de santé et son combat contre le cancer de la prostate avait mis un doute sur le bien-fondé du choix de protocole que j'avais pratiquement fait. Je me suis donc plongé dans les méandres de son parcours. Ce qui est extraordinaire c'est que l'ancien président fut dépisté au lendemain de son élection à l'Élysée, en 1981, avec un pronostic vital de quelques mois sauf s'il se faisait opérer, ce qui lui donnait une chance de rester en vie. François Mitterrand a catégoriquement refusé l'ablation pour garder jusqu'à la fin de sa vie qu'on lui prédisait proche toutes ses capacités. Y compris, m'ont laissé entendre quelques-uns de ses ami(e)s, celles plus intimes. Mitterrand a donc survécu plus de quinze ans après le diagnostic ce qui lui a permis de faire deux septennats. Il est mort peu de temps après avoir quitté l'Élysée, dans d'atroces souffrances.

Ce qui est incroyable c'est que le secret a été remarquablement gardé pendant les deux septennats entre 1981 et 1995. Et la maladie a été supportée dans des conditions surhumaines. On sait maintenant tout ce qui s'est passé. Le journaliste Franck Nouchi a d'ailleurs raconté les détails dans un article du *Monde* daté du 17 janvier 1996.

Le candidat a été élu en mai 1981 à la présidence de la République. C'était la première fois depuis la fin de la guerre que la gauche unie arrivait au pouvoir. Événement historique.

Au début du mois de novembre 1981, six mois après l'élection, un soir, alors que la nuit est déjà tombée, Jacques Attali, conseiller spécial et plus proche collaborateur, raconte que le président le convoque avec les deux hommes qui, à son cabinet, ont toute sa confiance : André Rousselet, le chef de cabinet et Pierre Bérégovoy, qu'il choisira plus tard comme Premier ministre. Face aux trois hommes médusés, il leur annonce sans préambule :

« Je vais mourir avant la fin de l'année, cette information est absolument secrète. Mais prenez vos dispositions », relate André Rousselet dans ses Mémoires.

François Mitterrand a 65 ans à l'époque.

Jacques Attali apprendra que le président avait été ausculté par un ami proche que lui avait conseillé le professeur Steg, après avoir constaté qu'il semblait parfois fatigué. Plus tard, Steg lui confiera qu'il lui avait prédit une année à vivre parce qu'il avait diagnostiqué de nombreuses métastases dans plusieurs organes. François Mitterrand tiendra physiquement un règne de quatorze ans.

Alors inutile de revenir sur le parcours politique exceptionnel qui réveillerait Machiavel, mais si on repasse le film de la maladie, on se rend compte de la galère qu'elle lui a imposée pendant quatorze années de pouvoir.

Mitterrand a choisi de garder secret le mal, et de vivre avec. Pour des raisons qui lui appartiennent, mais qu'on devine facilement quand on connaît les effets collatéraux d'une ablation chirurgicale qui aurait pu l'en débarrasser.

On ne manquait pas de rumeurs sur le cancer du président, mais on n'eût jamais beaucoup d'informations. La transparence promise et affichée était factice. Les éléments essentiels de cette maladie, la date du diagnostic, la nature exacte du cancer, les traitements, les opérations, tous ces éléments ont été occultés jusqu'à une époque assez récente. Pour une raison simple. C'est que si la date du dépistage avait été connue, on aurait pu en déduire l'espérance de vie ou les éventuels traitements.

Jacques Attali a été d'une discrétion et d'un professionnalisme exemplaire alors qu'il partageait le secret d'État, avec très peu d'hommes, en dehors des deux médecins, le professeur Steg qui savait tout depuis le début et le docteur Gubler qui a été pendant les deux septennats le médecin personnel du président.

François Mitterrand fut donc mis au courant de la gravité de son cancer en 1981, peu de temps après son élection à l'Élysée.

Il a refusé l'intervention chirurgicale, c'est-à-dire l'ablation. Les bulletins de santé qui suivent, publiés tous les six mois, sont ouvertement rassurants, ils sont mêmes complètement mensongers, mais parfois s'y glissent quelques omissions. Alors que le taux de PSA (Prostatic Specific Antigen) est évidemment le meilleur indicateur de l'évolution de la maladie, pour le président de la République, on mesure à la place le taux de PAP (Phosphatase Acide Prostatique), beaucoup moins significatif.

Dans les faits tels qu'ils se sont déroulés, le docteur Gubler affirme donc que, dès 1981, François Mitterrand va subir une scintigraphie, un examen diagnostic dont le but est de déceler d'éventuelles métastases osseuses. On est en novembre 1981.

« Au sommet de Cancún, le président se plaint d'avoir mal au dos et à la jambe. Il boite très légèrement. Devant la persistance des douleurs (...), les médecins du Val-de-Grâce et moi-même décidons d'effectuer une batterie d'examens. Ils se font dans le plus grand secret, le samedi 7 novembre 1981. »

François Mitterrand est inscrit sous le nom d'Albert Blot : « Diagnostic : cancer disséminé. »

C'est le professeur Steg, l'urologue de l'hôpital Cochin, qui lui apprendra la vérité, le 16 novembre : « Vous avez un cancer de la prostate qui est diffusé dans vos os, et cette diffusion est importante. »

Le président murmure : « Donc je suis foutu. »

C'est à ce moment qu'il va convoquer Jacques Attali, André Rousselet et Pierre Bérégovoy pour leur dire « qu'il va mourir avant la fin de l'année. »

Les semaines et les mois passent et Mitterrand ne meurt pas. Un jour, lors d'une partie de golf à laquelle il l'accompagnait chaque semaine, à Saint-Cloud, Jacques Attali ose lui demander : « Vous allez bien ? ».

La réponse tombe lapidaire, tranchante.

« Je vais bien ! Ces imbéciles de médecins se sont trompés ! »

Toujours est-il que le docteur Gubler rédige des bulletins de santé où il ne révèle rien. Mais François Mitterrand va subir quantité de traitement. Des traitements intraveineux notamment. Et la stupéfaction des deux ou trois médecins traitants est totale : l'évolution du cancer de la prostate du président est stabilisée. Le docteur Gubler dans ses Mémoires ne manquera pas de souligner sa surprise.

« Pendant dix ans, il va prendre quelques pilules, des bleues et une pilule rouge. Rien d'autre. Pendant ces dix ans, entre février 1982 et 1992, le président va être accompagné et surveillé par un commando de médecins ultra secret. Le docteur Gubler, le professeur Steg, les deux patrons de service de santé des armées et Joëlle Gauvin, l'infirmière qui fait tous les prélèvements. »

Dès 1983, cette équipe va penser que la maladie du chef de l'État est jugulée, sauf que le docteur Gubler note dans ses Mémoires qu'il a l'impression que son caractère change. Le président évolue vers la récrimination fréquente, l'agacement ou le dénigrement.

En 1985, le président se dit guéri. Alors que son entourage proche hésite et doute sur sa capacité à entamer un deuxième mandat : sujet tabou, comme celui de la maladie... À ceux très rares qui étaient au courant et qui s'inquiétaient, il fait face en disant qu'il se considère guéri, avec une vie professionnelle, personnelle et privée totalement normales.

Ses proches savent que le président aime la vie et ne se prive pas. Le pouvoir attire les femmes et lui ne les repousse pas. Il paraît effectivement en pleine forme. Il prendra donc seul la décision de se représenter en 1988.

Deux années plus tard, vers la mi-juin, le président se sent pourtant fatigué, il veut donc dévoiler une partie de la vérité. D'autant que les rumeurs concernant sa double vie circulent dans les salons parisiens et dans les chancelleries. L'existence de sa fille cachée, Mazarine Pingeot qui a 15 ans, est un secret de Polichinelle et ça l'agace.

Le docteur Gubler, qui doit rédiger le traditionnel bulletin de santé du 14 juillet, est appelé par le président et dans le secret du bureau présidentiel, Mitterrand lui aurait dit : « Il se peut qu'au mois d'août, je décide de partir. Dans cette hypothèse, il faut que vous prépariez le terrain à propos de ma santé. Si je me retire, nous dirons tout. Mais seulement à ce moment-là. »

Gubler va donc rédiger un projet de bulletin de santé dans lequel il indique que le président va subir quelques examens. Le projet ne sera pas publié. Michel Charasse, très proche, Jean-Louis Bianco, Secrétaire général de l'Élysée, Hubert Védrine… Toute la garde rapprochée va bloquer le bulletin qui sortira complètement expurgé de toute allusion aux ennuis de santé du président.

En 1992, deux ans plus tard, on sait que le cancer s'est réveillé. Au mois d'août, les docteurs Gubler et Steg vont faire le forcing pour le convaincre d'accepter l'opération. Le président refuse encore une fois l'ablation chirurgicale.

Mitterrand explique que son mal est supportable, qu'il faut essayer d'autres traitements et sauver une partie de ses fonctions vitales.

Le 11 septembre, il accepte une résection endoscopique à l'hôpital Cochin. Il ne s'agit pas d'une chirurgie mais d'une intervention dans la prostate pour réduire un adénome, c'est-à-dire une grosseur qu'elle soit cancéreuse ou pas.

La résection endoscopique ne crée pas de dommage collatéral sur l'appareil urinaire ou sur les nerfs érectiles qui se trouvent protégés. Mais la résection endoscopique n'enlève pas le cancer.

François Mitterrand a-t-il consulté les documents que l'Association française d'urologie distribue à ses patients ? C'est probable. Ils sont très clairs.

Les urologues listent une série de recommandations, qui sont d'ailleurs reproduites sur le site de l'association d'urologie parmi lesquelles :

« Il est possible de reprendre l'activité sexuelle lorsque les urines sont devenues claires et que les symptômes ont disparu. La qualité des érections et la libido ne sont habituellement pas modifiées par l'intervention. »

L'opération a donc lieu à Cochin au service d'urologie que dirige Bernard Debré et où travaille le professeur Steg. Mais on ne sait rien de cette opération.

À ce jour, ces résultats d'examen n'ont jamais été révélés. Ils doivent être classés secrets d'état.

En dépit de l'opération, la maladie continue de progresser. Sur les conseils d'Anne Pingeot, François Mitterrand va accepter la visite d'un médecin adepte des médecines naturelles et de certains produits prohibés. En 1994, alors que les douleurs osseuses sont devenues insupportables, Mitterrand va subir une série de chimiothérapie prescrites par le professeur Pontes, un américain ami du frère du président.

En juillet 1994, nouvelle séquence avec cinq séances de radiothérapie par semaine, ce qui est rarement le cas face à un cancer qui a débordé de la prostate et métastasé dans les os du bassin.

François Mitterrand sera accompagné pendant plus d'un an par le docteur Tarot, un anesthésiste spécialisé dans le traitement de la douleur.

Le 7 janvier 1996 au matin, François Mitterrand reçoit des soins palliatifs, il s'agite et réveille sa compagne qui prévient le docteur Jean-Pierre Tarot. Ce dernier la renvoie chez elle, la laissant supposer et tout imaginer. Anne Pingeot en déduit aujourd'hui que le médecin avait aidé « les choses », laissant ainsi sous-entendre que l'ancien président socialiste aurait été aidé à mourir. « Évidemment, nous avons tous songé que Jean-Pierre a fait en sorte que cela se passe ainsi » avait déclaré la psychologue Marie de Hennezel, spécialiste de la fin de vie. Le docteur Tarot, lui, s'est exprimé sur France Info à ce sujet : « Avec un cancer du cerveau, la mort peut venir vite. On ne sait donc pas s'il a bien été aidé à mourir ou s'il est mort naturellement. »

Ce n'est évidemment pas le sujet.

Le sujet restera l'incroyable pari pris par François Mitterrand de pouvoir assumer son destin public tout en refusant d'abandonner les moyens de profiter de la vie. Il a tenu ce pari au prix d'une mort épouvantablement douloureuse dans la dernière étape, mais au terme d'une vie remarquablement complète.

L'ambition du pouvoir et l'exercice de la vie privée la plus libre qu'il soit. Parce qu'il était au courant de son cancer depuis le tout début du premier septennat et qu'à ce moment-là, il avait le choix entre tenir ce pari ou prendre le risque de vivre sans le sel de la vie, qui était peut-être son ressort caché.

Comment a-t-il résisté contre le mal, déjouant toutes les prédictions des médecins ? Peut-être grâce à la fonction qu'il exerçait ? C'est possible, mais ça reste miraculeux. Après sa mort, un des médecins qui connaissaient bien le dossier et le défunt dira : « Ce n'est pas le traitement que nous lui avons prescrit pendant quinze ans qui a réduit les métastases, Mitterrand croyait aux forces de l'esprit, je n'ai pas d'autres explications. »

8

Docteur, ça va marcher ou pas ?

Ce matin-là, je me suis réveillé plutôt content. Content d'ouvrir l'œil dans cette chambre, après les quelques heures d'anesthésie. Les volets étaient restés mi-clos donc je n'y voyais pas grand-chose, mais j'étais impatient de savoir comment l'opération s'était passée. Impatient et inquiet. Je n'avais aucune nouvelle, je ne sentais rien. Je n'avais pas encore vu le docteur Ariège qui m'avait donc opéré avec son équipe, alors que j'étais impatient de savoir comment ça s'était passé.

La dernière expérience que j'avais vécue auparavant à l'hôpital avait été tellement plus compliquée que je me souviens encore ne pas avoir eu envie de sortir de cet état comateux dans lequel nous plonge une anesthésie générale. Le chirurgien m'avait charcuté du côté du cœur et j'étais entré en salle d'opération avec l'idée que je n'en ressortirais pas vivant. Donc le réveil ne me paraissait ni logique, ni souhaitable.

J'avais été placé en salle de réveil et, à Pompidou, je m'en suis aperçu après, les salles de réveil ressemblent un peu à un vaisseau spatial ou à une tour de contrôle, enfin telles que je les imagine parce que je n'ai guère fréquenté ce genre d'endroit. En bref, c'est plein de câbles partout, avec des écrans et des appareils à signalisation qui clignotent en permanence au cas où les choses se passeraient mal.

J'étais équipé des pieds à la tête de tuyaux et de fils électriques, mais en réalité, je trouvais la situation tellement confortable, que je n'avais aucune envie de revenir parmi les vivants.

J'avais l'impression d'avoir passé quelques jours dans une grande salle blanche, allongé sur une masse moelleuse de coton blanc, à regarder la grande dame blanche qui m'avait accueilli à l'entrée du bloc opératoire où officiait le maitre. C'était confortable et même agréable.

Le maitre en question, c'était Jean-Noël Fabiani, le patron de la cardiologie qui s'était promis de me tirer d'affaires alors qu'inconsciemment, je ne lui demandais rien tellement, je me trouvais bien hors du temps. Cette fois-là, donc, je m'en souviens encore avec beaucoup de regrets, je ne voulais pas me réveiller…

On m'a simplement raconté par la suite que cette impression de bien-être submergeait tous les opérés du cœur qui avaient été placés en circulation extracorporelle le temps de travailler. Du coup, le retour à la vie se faisait avec beaucoup de nostalgie et surtout la « trouille » de retrouver la vraie vie et ses « emmerdes ».

Mais ce matin, à l'inverse, je savais parfaitement où j'étais, pourquoi j'y étais et d'où je venais. Et j'avais hâte de sortir de cette galère dans laquelle j'avais embarqué et qui m'avait depuis deux mois pourri la tête. L'anesthésie est totale mais relativement légère, la durée de réanimation ou de réveil est courte.

Cette fois-ci, je n'avais pas croisé la dame blanche, ni profité d'un lit ouaté par des balles de coton blanc. J'étais resté dans la vraie vie avec une telle hypothèque sur la tête que mon seul objectif était de la lever le plus tôt possible.

La chambre était comme les autres, plus calme peut-être, mieux rangée, ça pouvait être la même que celle dans laquelle l'anesthésiste était venu me donner « les derniers sacrements », la veille au soir avec quelques médicaments pour dormir.

Je me souvenais bien des infirmiers qui étaient venus me raser la totalité du corps et m'enduire de Bétadine, la vraie, celle qui est jaune et qui sent si fort. Curieusement, je m'étais habitué à cette odeur, encore maintenant, j'aime bien, mais mon entourage proche m'a quand même fait comprendre qu'à tout prendre, il était préférable que je reste fidèle à l'« Habit rouge » de chez Guerlain.

Bref, si je sentais encore la Bétadine, j'en avais conclu que mes narines fonctionnaient. J'avais au moins ça qui marchait. J'avais aussi une perfusion au bras gauche qui devait m'alimenter en antibiotiques et autres substances vitales. J'avais, enfin, je ne le savais pas, une sonde qui devait être là pour évacuer mon urine.

Je ne bougeais pas, excepté les yeux que je balançais de gauche à droite et de haut en bas. Je ne souffrais pas. Je testais mes doigts de pied, mes articulations des genoux et des coudes, tout marchait. Le nez, la langue… J'étais assez content de moi. Jusqu'au moment où tout seul dans ma petite chambre, je décidai de soulever le drap pour essayer de voir ce qui s'était passé dessous.

Quel chantier, un énorme pansement qui allait de mon nombril à la base de ma queue. Enfin ce n'était pas une queue, c'était une quéquette emmaillotée dans une bande de gaze blanche et posée sur le côté avec une sonde qui effectivement en sortait. Quel spectacle de désolation.

« Entrez ! Oui, entrez, vous êtes chez vous… »

C'était le chirurgien et sa cour : le fameux docteur Ariège avec lequel j'avais si peu d'atomes crochus, accompagné d'un interne, de deux externes, et de deux infirmières… je ne me souviens aujourd'hui que des infirmières et j'ai su vite pourquoi. J'ai toujours été frappé par les visites de médecins à l'hôpital. Il y a un côté majestueux, Roi-Soleil, le médecin coupable de tout… Alors, sur le coup, je ne savais pas qui étaient tous ces personnages en blanc sauf les deux médecins que je connaissais.

« Bien, comment vous sentez-vous ?

– Je me sens Bétadine, docteur !

– Ça va passer, on va vous faire une petite toilette, et vous aurez droit à quelques gouttes de parfum… Vous en avez ? »

Je ne voyais pas en quoi ça pouvait être intéressant pour lui de savoir si j'avais du parfum ou pas.

« Oui, je crois…

– Si vous me permettez une précision, docteur, je crois me souvenir que notre ami est arrivé avec du Guerlain… On a dû le ranger au-dessus du lavabo. Vous voulez que j'aille voir… »

La petite infirmière qui m'avait aidé à m'installer la veille débordait de gentillesse à mon égard. Elle donnait le sentiment d'hésiter comme une débutante timide alors qu'elle devait avoir 30 ans, un visage très fin, des yeux bleus, des cheveux blonds coupés courts, ce qui, je me souviens, lui dégageait la nuque. Une nuque fine, très jolie. Bref, je l'avais vue peu de temps parce que l'anesthésiste était arrivé pour me lire son bréviaire. Elle était repartie avec lui. Pas de chance.

Je me souvenais de son nom écrit sur le bord de sa blouse. Amandine. J'aurais dû m'en douter, à son âge, beaucoup de filles s'appellent Amandine. Mais toutes n'aiment pas forcément Habit rouge de chez Guerlain. C'est un parfum de vieux. Cette génération n'aime guère les parfums, sauf s'ils sont bio. Je suis presque sûr que Guerlain, Chanel ou Dior seront obligés de sortir des parfums bio.

Elle s'appelait donc Amandine, enfin je crois, mais comme je n'avais pas mes lentilles, je n'ai pas pu vérifier sur sa blouse. En plus, le chirurgien s'en moquait complètement, il avait autre chose à faire que de retrouver le flacon de parfum.

« Tout s'est bien passé. On a donc retiré la glande et envoyé des fragments aux analyses. Écoutez, *a priori*, on a enlevé ce qu'il fallait…

– Pas plus ?

– Que voulez vous dire ?

– Je plaisantais, simplement comme vous êtes allé dans une zone sensible et stratégique, je voulais savoir si le bistouri n'avait pas dérapé… Vous savez, je me souviens lors du dernier match contre Nadal, Federer avait glissé et perdu le match.

– Je sais, mais c'était à Roland-Garros, Federer joue rarement sur terre battue. Vous aimez le tennis ? Pourquoi m'en parlez-vous ?

– Pour rien… Comme ça ! Vous savez, docteur, ce n'est pas évident de faire la conversation à un chirurgien qui vient de vous enlever la prostate. Mais rassurez-moi, vous n'avez touché qu'à la prostate ?

– Oui.

– Ça me rassure. Pardon de vous paraître un peu lourdingue mais vous avez fait ce que vous aviez prévu de faire ?

– Exactement ce qu'on avait prévu ensemble, vous et moi.

– C'est vrai, mais avais-je le choix ?

– Bien, on va vous laissez dormir un peu. On vous enlèvera la sonde demain matin, vous pourrez vous lever. Mais avant, vous pouvez boire, vous allez manger un peu. Je reviendrai vous voir avant de quitter l'hôpital ce soir, on parlera si vous voulez… »

Une fois parti avec son équipe médicale, je me demandai bien de quoi j'aurais envie de parler avec lui quand il reviendrait seul me voir. En fait, que d'une chose. Savoir si la petite saucisse posée sur le bas ventre et que j'avais aperçue en soulevant le drap allait fonctionner.

C'était le principal point du dossier qui m'intéressait. Alors, j'avais beau m'obliger à penser à autre chose, me dire aussi que j'étais obsédé et qu'en étant obsédé de cette façon, je n'allais pas pouvoir vivre normalement. Je n'étais pas sorti de cette chambre que je savais déjà que le regard des autres allait changer ou, du moins, c'est ce que j'imaginais. J'étais certain que tout le monde allait s'apercevoir que j'étais devenu impuissant. Mais est-ce-que j'étais vraiment impuissant ? En fait, je n'en savais rien.

Et puis la réalité des autres est qu'ils devaient s'en moquer complètement puisqu'ils ignoraient le problème. Ce n'est pas la première fois que je me faisais cette réflexion sur le regard des autres. Quand tout va bien, vous avez envie que tout le monde le sache et quand tout va mal, vous êtes convaincu que tout le monde le sait, alors que personne ne l'a remarqué.

« Hello, c'est moi. »

C'était la petite Amandine qui passait la tête.

« Je suis désolé pour tout à l'heure…

– Pourquoi ?

– Pour avoir dévoilé le secret de votre eau de toilette. Je ne lui ai pas dit que c'était Habit rouge. Moi je m'en suis aperçu tout de suite quand vous êtes arrivé.

– Vous êtes drôle et gentille. Vous pensez sérieusement que je vais m'en sortir ?

– Bien sûr que vous allez vous en sortir. Vous êtes jeune encore et je vous assure que le choix de l'opération que vous avez fait est le bon. Et franchement, vous avez été dépisté au tout début, le risque d'avoir des métastases est très minime.

– Vous savez, je m'en fous un peu du risque de métastases. Ce qui m'angoisse ce sont les autres risques.

– De quoi parlez-vous ?

– Je parle des risques d'avoir des pertes urinaires, des fuites…

– Vous ferez comme tout le monde, vous mettrez des couches !

– Vous plaisantez ?

– Oui. Je suis pratiquement sûre que vous n'aurez pas de problème de cet ordre.

– J'ai vu des hommes qui en avaient, c'est très difficile à vivre, c'est humiliant. Mais je pensais surtout au risque d'impuissance…

– Ah, les hommes, vous êtes tous pareils. Mais vous alors, vous êtes pressé de savoir. Je n'en ai pas vu beaucoup ici qui en parlait dès le premier jour mais peut être avez-vous raison. Il faut en parler parce qu'il y a souvent des problèmes. C'est vrai. Mais il existe des moyens de compenser les défaillances. Enfin ça, je laisserai le médecin vous l'expliquer. Il le fera. Rien de pressé.

– Rien de pressé, on a le temps, on ne va pas se précipiter. Savez-vous que, depuis qu'on m'a dépisté cette saleté, on m'explique que ce type de cancer est à évolution très lente ? Et qu'il faut prendre son temps. Et puis, on m'a fait comprendre qu'il fallait que je prenne une décision assez vite concernant l'opération. Sinon… J'arrête, je vous agace là.

– Non, je vous comprends. Demain, je vous enlève la sonde et puis on verra. On en reparlera ensemble. Ne le dites à personne mais je ne vous laisserai pas tomber.

– Pourquoi dites-vous cela ?

– Parce que j'aime bien Habit rouge de Guerlain. C'était l'eau de toilette de mon père, c'était son odeur depuis que je suis toute petite, c'était le cadeau qu'on lui offrait avec ma sœur pour son anniversaire ou pour Noël.

– Bon, je vous vois demain. Alors je serai là. C'est promis.

– J'espère bien que vous serez là, parce qu'on aurait des ennuis si vous partiez. Vous n'avez pas le choix.

– Ça vous fait rire !

– Oui, ça me rassure un peu sur votre état d'esprit. Demain, normalement, j'enlève les drains, la sonde et sans doute la perfusion. Vous allez redevenir un homme autonome et normal.

– Normal ? Pas sûr !

– Mais si, mais si. Vous allez manger dans quelques minutes, vous devriez voir le docteur aussi et puis vous allez dormir comme un bébé.

– Que voulez-vous que je fasse d'autre que de dormir ? En plus j'ai des pilules pour dormir. »

Elle était marrante cette infirmière, marrante, gentille et je dois dire assez jolie.

Le repas du soir était servi vers 18 heures. La veille en arrivant je n'avais rien mangé, histoire d'être à jeun. Alors, ce soir, j'avais évidemment droit à un festin.

L'aide-soignante qui m'apporta le plateau était drôle. Un petit bout de femme avec des yeux pétillants originaire de Martinique. Après avoir échangé quelques propos et m'avoir écouté me plaindre, elle m'apprit que les cancers de la prostate sont fréquents aux Antilles mais qu'en parler est tabou.

– Ce sont mes copines qui travaillent au CHU de Fort-de-France qui me l'ont dit. Et puis, les hommes qui sont malades, on en connaît tous…

– Vous vous appelez comment ?

– Catherine, c'est un prénom assez banal aux Antilles mais tout le monde m'appelle Coline.

– Pourquoi Coline ?

– Parce que, petite, j'ai habité chez ma grand-mère qui avait une petite maison dans les champs de plants de canne à sucre, pas très loin de Fort-de-France, c'était sur une petite colline. Alors j'étais la petite de la colline. Ça m'est resté. J'aime bien.

– C'est joli.

– Vous allez manger quand même, non ?

– Oui, bien sûr. Merci, Coline. »

Manger était un bien grand mot. Un bouillon de légumes, poireaux et pommes de terre, une tranche de jambon blanc avec de la purée mousseline et une compote d'abricots. C'était royal, surtout avec un verre de Cristalline millésimée. Une bonne année d'ailleurs. Les années de sècheresse sont bonnes en général pour les eaux de table, parce qu'on va les puiser plus profondément puisque les nappes sont vides ou presque. Ça me faisait plaisir de boire de la Cristalline. J'étais incollable sur les eaux de table. J'avais appris ça en visitant la première usine d'embouteillage de la Cristalline dans l'Orne, là où j'habitais enfant. Je connaissais bien le patron, Pierre Papillaud. Il m'avait pris en amitié et me suivait depuis les années de lycée et, moi, je l'observais grandir sur le marché mondial. Il était devenu le numéro 1 mondial. On avait pris l'habitude de dîner, une fois par mois. Il voulait que je lui rapporte les bruits de la ville comme il disait. Lui me racontait ses pêches au saumon en Écosse ou ses virées en avion. Il avait deux passions : le saumon sauvage et l'avion, qu'il s'était payé dès qu'il est devenu riche. Un jour, lors d'un de nos déjeuners, il me dit qu'il n'allait sans doute pas en profiter longtemps.

« Je suis content de te voir, parce que la semaine prochaine, on doit m'opérer de la prostate. Ça fait cinq ans qu'on aurait dû le faire mais je n'ai jamais voulu. Là, j'y vais parce que ces cons m'ont dit que j'étais foutu. J'ai 60 ans. On verra bien. »

On a continué de se voir pendant dix-sept ans et jamais il ne m'en a reparlé. Il est donc mort dix-sept ans après, d'un arrêt du cœur brutal, en déjeunant dans le petit restaurant de Saint-Pierre-des-Nids à deux pas de son usine, où il avait l'habitude d'aller. Je pense à lui parce que si j'ai accepté l'opération, c'est un peu grâce à lui et au secret qu'il m'avait confié. Il est mort une année de grande sècheresse. Je crois que les vendeurs d'eau minérale adoraient les années de grande sècheresse, parce qu'ils écoulaient beaucoup de bouteilles et qu'en plus, ils pouvaient les vendre un peu plus cher.

Coincé dans ma chambre d'hôpital, j'attaquais le dessert en dégustant une somptueuse compote d'abricots. J'avais allumé la télé et j'étais tombé sur « Questions pour un champion ». Je n'avais jamais regardé cette émission, mais j'en avais beaucoup entendu parler. Mes parents étaient fidèles à Julien Lepers. Pour rien au monde, ils ne l'auraient manqué. Inutile de préciser que pour joindre au téléphone mon père ou ma mère, on a tous compris dans la famille qu'il fallait les appeler avant ou après l'émission de Julien Lepers, mais jamais pendant. Lui, c'était un homme de télévision, un vrai. Mon ego personnel en prenait un coup à chaque fois, mais, connaissant un peu Julien Lepers pour l'avoir croisé sur des plateaux TV, je ne nourrissais à son égard aucune acrimonie, aucune jalousie, mais plutôt beaucoup d'affection. J'aimais bien l'efficacité et le plaisir avec lesquels il faisait son job.

Le comble, c'est qu'il a fallu que je sois opéré de la prostate pour avoir l'occasion de suivre enfin une de ses émissions. Je le lui dirai, ça le fera marrer. Surtout lui.

Mon repas à peine terminé, le médecin a refait une apparition juste à la fin de « Questions pour un champion ». J'ai trouvé que ce timing était plutôt très élégant de sa part.

« Vous avez mangé un peu ? Ce n'est pas génial la bouffe, mais vous n'êtes pas ici pour faire une préparation à « Top Chef » ?

– Non, je suis comme mes parents, je préfère Julien Lepers.

– Vous êtes exactement comme le malade type de ce service d'urologie. Vous êtes inquiet, impatient et vous regardez « Questions pour un champion ». Je peux vous dire que Julien Lepers est l'animateur préféré de tous ceux que j'opère d'un cancer de la prostate. Si vous le connaissez, vous lui direz que c'est une star.

– Je le lui dirai oui, il sera content mais je ne suis pas sûr qu'il vienne pour signer des autographes et faire des selfies. Il sait déjà qu'il est une star dans les Ehpad, alors maintenant les services d'urologie, quelle carrière !

– Je ne vous en demandais pas tant. J'essayais de vous détendre un peu. Je vais regarder votre pansement. On va retirer le drap. Ça a l'air d'aller. J'ai quand même ouvert sur 15 ou 18 centimètres sous le nombril. Mais, vous le constaterez, j'ai fait une jolie cicatrice qu'on verra à peine.

– Merci, docteur, mais sans vouloir vous fâcher, j'ai le pressentiment que j'aurais assez peu de visiteurs qui mettront le nez sur cette cicatrice, là où elle est placée. D'après ce que j'ai compris…

– Je pense moi que vous allez pouvoir retrouver une activité intime, disons sexuelle normale, d'ici quelques mois.

– Donc ça va marcher, docteur ?

– Oui, ça doit remarcher, mais il va falloir observer quelques règles, avec beaucoup de patience. Il va falloir vous entraîner. C'est un peu plus compliqué qu'une rééducation classique quand vous avez une fracture de la jambe ou du bras. Votre pénis, ça n'est pas un muscle, c'est un corps caverneux qui se remplit de sang au moment de l'excitation sexuelle. Donc, il va falloir retrouver les réflexes. L'essentiel des nerfs a été protégé, mais les nerfs qui commandent l'érection ont quand même été bousculés, il leur faudra du temps pour qu'ils retrouvent leur place.

– Du temps ?

– Six mois ou un an. Mais avant, je vous prescrirai des médicaments. Alors, il y a du Viagra, du Cialis aussi, qui est plus confortable, et puis vous pourrez faire des injections d'Edex pour accélérer l'arrivée du sang dans la verge. Mais on ne va pas faire cela demain, ni même après-demain. Il faut calmer le jeu. C'est un tsunami qu'on a provoqué dans l'appareil génital avec ce type d'opération. Pour être totalement clair et pour votre information, on a démonté ce qui sert à la fonction de reproduction. Vous ne pourrez plus avoir d'enfant. Pour avoir des enfants, il aurait fallu stocker avant des spermatozoïdes. Et les congeler. Mais ça n'était pas votre projet ? Donc les enfants, on oublie. En revanche, on a préservé l'accessoire de jeu qui doit pouvoir fonctionner, vous permettre de prendre du plaisir exactement comme avant et aussi d'en donner. C'est clair ?

– C'est clair, sauf que vous parlez au conditionnel, vous dites normalement la salle de jeu pourra rester ouverte. Mais vous n'êtes pas sur ?

– C'est compliqué le plaisir sexuel, ça dépend d'éléments mécaniques mais aussi d'éléments physiologiques, et votre libido peut être affectée. Ça dépend également beaucoup de votre état psychologique, de votre désir et de votre degré d'excitation. Il va falloir que votre partenaire vous aide. Et je reconnais qu'il faut beaucoup d'imagination. Dans quelle situation êtes-vous ? Votre compagne, comment réagit-elle ?

– Je vais vous faire un aveu, ma compagne, je pense qu'elle n'a pas réalisé. Le cancer de la prostate pour elle, c'est un peu comme un cancer au poumon, si on réussit à l'enlever, on est sauvé, on peut continuer de respirer normalement. J'ai essayé de lui expliquer que le cancer de la prostate, c'est comme une bombe à fragmentations, il pouvait y avoir des dégâts collatéraux avec un service après-vente un peu délicat à mettre en place, je ne crois pas qu'elle a réalisé tout cela. On verra bien…

– Je pourrai lui parler si vous le souhaitez ?

– Oui, mais encore faut-il qu'elle entende. Elle a une bonne ouïe, mais il faut encore qu'elle veuille écouter et je crois que le problème est ailleurs. »

La nuit fut calme et je fus réveillé par le room-service qui m'apportait le petit déjeuner.

« Café au lait, une biscotte et un yaourt aux fruits rouges. Ça vous va ? »

L'aide-soignante était assez joyeuse, ça devait être la sœur de celle qui était venue la veille au soir. Ça me paraissait évident.

« Mais vous êtes Coline 2…

– Pardon ? Non pourquoi dites-vous cela ?

– Parce que vous ressemblez à une de vos collègues dont le surnom est Coline et qui était là hier soir. Donc je me suis dit, Coline 1, Coline 2…

– Eh bien pas du tout, je la connais, elle fait la nuit. On se croise, mais en plus elle est de Martinique, moi, je suis de Guadeloupe c'est très différent.

– C'est pareil.

– Sûrement pas, la Guadeloupe est beaucoup plus jolie et naturelle. La Martinique est envahie de touristes. On voit bien que vous n'y êtes jamais allé.

– Si, j'y suis allé, mais je n'ai jamais remarqué cet antagonisme entre les deux îles.

– C'est parce que vous êtes resté sur la plage. Mais sans vous commander, vous devriez faire votre métier.

Parce que franchement la situation n'est pas drôle aux Antilles. Ça va exploser, ça n'est pas supportable. Moi je retournerais bien au pays, mais il n'y a pas de travail. En Martinique, il y en a un peu plus, mais ce sont des petits boulots dans les grands hôtels où il y a des Américains. Moi je ne peux pas faire cela. J'ai deux enfants, je ferai tout ce qui est possible de faire pour qu'ils restent à Paris. »

Tout en parlant, elle avait ouvert les volets, vérifié que la salle de douche était en ordre…

« Ce n'est pas un palace ici…

– Je sais ce que vous pensez, mais j'aime bien ce que je fais. On est une bande de copines, on s'entend bien. Bon, dans la matinée, l'infirmière viendra vous enlever la sonde et nettoyer un peu le champ de bataille. Vous la connaissez, Amandine ? Elle est bien cette fille. Elle vous aime bien. En tous les cas, elle a dit aux autres du service qu'il fallait bien s'occuper de vous. C'est parce que vous êtes journaliste. Ils ont peur des journalistes.

– Eh bien il doit y avoir des journalistes plus menaçants que moi, parce que je suis quand même complètement désarmé. À propos de champ de bataille, vous parliez de quoi ? »

Elle était étonnante de gentillesse et d'aplomb. Elle me parlait de bas-ventre, de mes petites couilles, elle me disait qu'elles étaient encore là. Puis de mon petit fusil aussi qu'elle allait nettoyer. Mais elle me prévenait avec beaucoup d'humour et de délicatesse qu'il ne fallait pas que je me fasse trop d'illusions... Qu'il me faudrait attendre un peu avant de m'en servir...

– Vous voulez dire que je ne pourrais plus tirer.

– Ah non, je n'aurais jamais osé dire cela.

Avant de partir, elle rangea un peu mon dessus de lit, remit de l'ordre dans la chambre, elle me sourit d'une façon maternelle. Très silencieuse. J'ai cru sincèrement qu'elle me draguait.

« Je ne sais pas ce qu'elle vous trouve Amandine, parce que, dans la vraie vie, vous devez être insupportable. »

Elle riait, contente de son audace.

9

Ce truc qui pendouille n'avait plus d'âme

Pendant les cinq jours qui ont suivi l'opération, j'ai pu vérifier que, si mon esprit fonctionnait correctement, mon corps ne répondait que très peu. Ce qui avait alimenté mon angoisse devenait une réalité. C'était affreux. Cela m'obsédait. Je ne regardais même plus la télévision. Pourtant drogué à l'information, rien ne m'intéressait. Pas plus les plaisanteries de Hollande, que les grimaces de Sarkozy. C'est bizarre comme on peut sortir si vite de la vraie vie pour se concentrer uniquement sur ce qui se passe dans son corps ou plutôt ce qui devrait se passer. Je n'avais pas de fièvre, mon pouls était normal, ma tension artérielle mesurée matin et soir était parfaite. Seulement la coordination ne l'était pas.

Mon esprit réussit à tout commander, les bras, les mains, les yeux, les oreilles, la mâchoire, la langue, les pieds, les doigts de pieds, les jambes dont je pouvais détailler les mouvements, les mollets, les cuisses…

Je pouvais rire, sourire, parler, je le faisais plusieurs fois par jour en me regardant dans le smartphone. Je pouvais respirer, vider une bouteille de parfum, goûter le sucre d'un petit suisse qu'on nous servait au dessert, je pouvais me caresser le cou, me passer la main dans les cheveux, gonfler le ventre en inspirant, le dégonfler en soufflant, mais dès que je voulais faire frémir mon bas ventre, il ne se passait rien. Rien de rien. Une désolation comme une énorme trou noir. C'était nul. J'avais envie de tout et même envie d'avoir envie. Mais au-delà rien.

Depuis qu'Amandine l'infirmière avait retiré la sonde et changé la plupart des pansements pour vérifier que la cicatrisation avançait correctement, je pouvais observer mes pauvres attributs. Cette verge quasiment morte, « ce truc qui pendouille » comme disait Tahar Ben Jelloun, ne bougeait pas. Une bite débitée. Comment pouvais-je avoir encore le goût de faire des jeux de mots aussi débiles ?

Ce bout de chair inanimée (avez-vous donc une âme ?) qui n'écoulerait que de l'urine comme la vieille gouttière d'une maison abandonnée. Le médecin m'avait bien dit que je n'aurai plus de sperme, plus de ce liquide précieux qui signe normalement la masculinité et marque la jouissance extrême. Non décidément, ce bout de viande avariée n'avait plus d'âme.

Quant à la virilité, mon esprit ne réussissait pas à transmettre le moindre signal érotique qui aurait provoqué un début de commencement de frémissement.

C'était désastreux, je n'osais même pas descendre ma main sous le drap pour vérifier si mon corps était complet. Il l'était, mais je ne sentais rien, alors que j'avais la furieuse envie de sentir quelque chose.

C'était terrible. À un moment, j'avais tellement envie qu'il se passe quelque chose que je saisis mon ordinateur et je me mis à chercher un site porno.

J'en connaissais quelques-uns bien sûr, mais je n'avais jamais été un consommateur compulsif.

Ce que je recherchais, c'était un site soft. Pas tordu, pas vulgaire. Le genre Rocco Siffredi ne m'a jamais attiré. Ce type de porno ressemble parfois plus à des images de lutte gréco-romaine qui auraient été filmées dans une salle de gynécologie, qu'à un exercice de romantisme érotique.

Ce qui m'intéressait, c'était l'esthétique des corps, le spectacle de deux femmes par exemple m'a toujours impressionné.

J'aurais pu regarder *La Vie d'Adèle* en boucle, jamais je ne me serais lassé. Au bout d'un quart d'heure, mon esprit commençait à s'enflammer, classique. Mais là, dans cette chambre d'hôpital qui ne ressemblait à rien d'autre qu'une chambre d'hôpital, mon esprit ne transmettait rien à mon corps qui restait inerte. Rien. Zéro. Désolant.

Mon corps en était réduit à une tête avec des yeux qui voyaient dérouler des images certes extraordinaires, des oreilles qui entendaient des gémissements suggestifs. C'est tout juste si je ne sentais pas l'odeur d'un corps en sueur. Mais en dehors de cet esprit, qui suscitait une envie difficilement contrôlable, mon corps ne réagissait pas. Ma queue ne bougeait pas d'un pouce. J'étais mou, glacé, hideux.

« Bonjour, alors comment allez-vous ? »

C'était Amandine, l'infirmière, qui avait la veille retiré les drains et venait vérifier que je vivais encore.

Comment je vais ? Sérieusement ? Mais mal, très mal.

« Sans la sonde, vous devez vous sentir mieux. Non ? J'ai une bonne nouvelle pour vous, le chirurgien a dit tout à l'heure au staff que vous n'auriez pas de perte urinaire. Dans trois ou quatre jours, vous pourrez uriner normalement. »

J'étais tellement las, tellement sonné par ce que j'avais testé quelques minutes auparavant qu'elle pouvait m'annoncer toutes les bonnes nouvelles du monde, ça ne changerait rien à mon découragement.

« Qu'est-ce qui ne va pas ?

– Je n'ose même pas vous le dire…

– Je le sais ce qui ne va pas. Depuis qu'on a enlevé la sonde, vous n'avez pas cessé de vous tripoter comme un adolescent de 15 ans et je parie que vous n'avez rien senti. Ne me dites pas que ce n'est pas vrai. Vous êtes obsédé par cette inertie, mais je vais vous dire une chose, vous n'avez pas perdu les sensations externes. Vous les avez un peu égarées, mais vous les retrouverez. Croyez-moi, j'étais dans le bloc. J'ai tout vu.

– Vous avez vu quoi ?

– J'ai vu le chirurgien, les internes, j'ai vu ce qu'ils ont fait. Ils ont bossé comme des malades. Je vais même vous apprendre quelque chose : toute l'opération a été filmée. Si vous demandez la vidéo, vous l'obtiendrez. La plupart des malades ne la demande jamais. Ce n'est pas très érotique. Alors, sachez que si vous ne sentez rien quand vous descendez votre main, c'est normal, ça reviendra, mais les sensations existent et…

– Et quoi ?

– Vous êtes lourd, mais vous me faites rire. On va faire une expérience tous les deux. Vous n'allez rien dire à personne, je vais vous prouver que vous avez des sensations… Attention, car je n'ai pas le droit de faire ce que je vais faire… »

Elle était incroyable avec ses petits yeux bleus, ses boucles blondes. Elle se leva pour pousser le verrou de la porte, baisser le volet pour mettre la pénombre dans la chambre et elle revint vers le lit. Elle passa au lavabo se laver les mains et tira le drap pour mettre sa main droite sur mon bas ventre tout en me regardant dans les yeux.

Puis elle commença à bouger, à caresser.

« Arrêtez…

– Pourquoi ? Ce n'est pas bon ? Vous voulez vraiment que j'arrête ?

– Non, continuez, c'est trop bon. Continuez, continuez. C'est bizarre, parce que j'ai essayé tout seul avant que vous n'arriviez et je n'ai rien senti. »

À bout de souffle, je me raidis et me mis à trembler de haut en bas. J'étais paralysé, mon cerveau s'était arrêté. Et toute la moitié basse de mon corps tremblait.

« Vous êtes géniale ! Ça marche ?

– Ça peut marcher. Mais ça n'est pas encore une Formule 1.

– Pas même une Porsche ?

– Pas même.

– Mais j'ai bandé ?

– On ne peut pas dire cela. Je vous ai simplement montré que vous pouviez avoir des orgasmes sans érection et sans éjaculation. Je vais même vous dire que si je recommençais à vous caresser, vous pourriez peut-être en avoir un deuxième… Bien sûr vous n'aurez plus jamais d'éjaculation parce qu'on a enlevé la fabrique à sperme. Mais votre jouissance n'est pas conditionnée à l'éjaculation, techniquement, vous avez une éjaculation interne.

– Je peux donc avoir des orgasmes, mais des orgasmes propres... Je connais des copines qui vont préférer.

– Votre vie privée ne me regarde pas.

– Mais j'ai bien eu un orgasme sans éjaculation et sans érection, vous êtes sûre ?

– Exact, mais l'érection va dépendre d'une remise en ordre, il y a des jonctions qui doivent se réparer. Et ça va demander un peu de temps.

– Amandine, vous êtes gentille de m'aider.

– Je ne vous laisserai pas tomber parce que je trouve scandaleux que ce que je vous ai fait là soit tabou. Je trouve scandaleux qu'on ne dépiste pas systématiquement le cancer de la prostate pour pouvoir le soigner au tout début. Je trouve scandaleux qu'il n'y ait pas de formation à l'exercice sexuel post-opératoire, parce qu'on sait très bien que la vie est bouleversée après un tel traitement.

– Mais qui êtes-vous pour dire cela ? »

Ne voulant pas répondre, elle m'expliqua seulement qu'elle n'était qu'une petite infirmière qui essaie de faire son boulot et de soulager un mec qui lui paraît malheureux. Ce que je vivais lui semblait dégueulasse. Injuste. Elle avait raison, je savais que je ne pourrais jamais en parler à personne, parce qu'on trouvera toujours que de parler de ces choses-là ne se fait pas. Je pourrai rencontrer des filles, dans mon métier, ça n'était pas difficile, elles seront jolies, elles me plairont mais je serai paniqué à l'idée de ne rien pouvoir faire avec elle parce que je penserai en être incapable. Et sans doute que la plupart du temps, ce sera vrai.

10

Le coupable serait-il dans mon assiette ?

Coline avait raison.

Coline, l'aide-soignante qui s'occupait de moi le matin à l'hôpital, m'avait pourtant fait jurer de ne pas en parler. Elle s'inquiétait du nombre anormalement élevé de cancers de la prostate en Martinique. Son père en était mort, ses oncles atteints mais dans son voisinage, là où elle habitait, c'était considéré comme une sorte de fatalité, une évidence contre laquelle on ne pouvait rien.

Quand elle a débuté au service d'urologie à l'hôpital, elle s'est vite aperçue que les malades étaient moins nombreux en France et surtout qu'ils étaient plus âgés.

Devant cette malédiction divine, elle m'avait raconté que des sorciers dans les villages essayaient de guérir ceux qui en était atteints. Et, pour elle, le marabout était plus performant que le médecin.

Cette affaire me paraissait étrange. J'ai d'abord mis ce phénomène sur le compte du sous-équipement en médecins là-bas. Faute de médecins, les malades ou ceux qui pensaient l'être se soignaient seul avec des sortes de potions chaudes à prendre le soir et dont on se transmettait la recette de génération en génération. Ils dépistaient leur mal parce qu'ils avaient souvent envie d'uriner sans pouvoir le faire.

Alors les femmes préparaient des tisanes qui faisaient pisser. Peu à peu, les hommes avaient moins de mal à pisser et avaient l'impression d'être guéris, d'où le pouvoir quasi-magique de la grand-mère qui détenait le secret de fabrication de la tisane.

Coline était intarissable. Elle m'a expliqué qu'en récupérant la possibilité de pisser sans douleur, il leur fallait aussi conserver leur virilité entamée. Je n'ai jamais su si ce sont les grand-mères qui avaient ainsi découvert le bois bandé et ses vertus. Toujours est-il que le Roupala montana, le nom exact de l'arbre qui produit le bois à bander, a de tout temps connu un grand succès aux Antilles où on utilisait aussi du Richeria grandis. En fait, toutes ces espèces sont réputées pour leurs propriétés aphrodisiaques. On en trouve encore beaucoup à vendre sur les marchés locaux.

Selon la tradition, il suffit de le mâcher quotidiennement, ce bois lâche alors un jus qui facilite l'érection et la libido. Bref, il donne envie et les moyens d'avoir envie. Il accélère à la fois la circulation sanguine et l'activité du cerveau qui la commande.

Des industriels locaux, assez malins, l'ont même commercialisé sous le nom de Vitalise puisqu'il aurait pratiquement les mêmes effets que le Cialis, grand concurrent du Viagra mais plus facile à utiliser. Et surtout moins cher.

Pour ces champions du marketing de l'érotisme, il s'agit évidemment d'offrir un moyen d'améliorer les performances sexuelles, non pas simplement pour que l'on vous dise que vous êtes un Dieu au lit, mais également pour vous-même en retirer davantage de plaisir et de satisfaction physique et mentale. Autre argument de vente tendance, le bois bandé favorise la transition vers le bio puisqu'il est intégralement naturel…

Au fur et à mesure de mon enquête, je découvrais un phénomène intéressant et à la fois inquiétant. Il y avait certainement un rapport assez cohérent entre ce que Coline m'avait dit sur le taux anormalement élevé de cancers de la prostate et le développement non moins important des moyens empiriques de le dépister et de le soigner ou de compenser les effets négatifs au niveau des stimulations sexuelles.

Pour en avoir le cœur net, j'ai donc repris les statistiques officielles et je me suis aperçu qu'il y avait assez peu de chiffres. Les derniers relevés statistiques auraient été effectués sur la période 2001-2005, par l'Institut national du cancer pour la Martinique : le taux de cancer de la prostate était passé de 137 pour 100 000 hommes en 2000 à 177 en 2005. Mais sept ans plus tard, le World Cancer Research Fund International établit le taux à 227,2 pour 100 000 hommes, ce qui donne à la Martinique le record mondial du nombre d'hommes atteints du cancer de la prostate. Très loin devant la Norvège classée en deuxième position mondiale (avec un taux de 129 pour 100 000, soit 100 cas de moins). Dans la même étude, on note qu'aux États-Unis, le taux est beaucoup plus faible (98 sur 100 000). Et même dans la France continentale, il ne dépassait pas les 144,9 très exactement sur 100 000 hommes, ce qui place la France au 4e rang des pays européens… Pourquoi la France d'outre-mer : la Martinique, la Nouvelle-Calédonie, la Polynésie française, la Guadeloupe, se retrouvent-elles dans le haut du tableau mondial ? Cela m'a surpris !

Encore plus inquiétant, les chercheurs se sont aperçus que le taux de mortalité était plus important qu'ailleurs. Avec une espérance de vie moyenne de cinq ans après dépistage, contre dix ans dans les autres contrées.

La différence peut être imputable à un dépistage plus tardif, les potions magiques et autres décoctions bizarres, les bois à bander préconisés et les sorciers locaux ont peut-être retardé l'apparition des symptômes, toujours est-il qu'en 2015, une journaliste américaine, Shannon Sims, s'insurge et sort un reportage sur le site web OZY[1] en demandant : « Mais qu'est-ce qui est en train d'empoisonner les hommes de Martinique ? »

Shannon Sims explique que si la prévalence du cancer de la prostate était propre aux Français, le taux serait le même sur toute la France, ce qui n'est pas le cas. La Martinique et la France d'outre-mer détiennent bien le record mondial.

Avec la complicité de chercheurs de l'agroalimentaire, cette journaliste a établi un lien avec la banane, principale richesse de la région, et notamment avec le pesticide utilisé dans les plantations de bananes. Pour elle comme pour de nombreux chercheurs dont les langues se sont un peu déliées, le lien entre le pesticide et le cancer de la prostate semblait évident.

1. https://www.ozy.com/acumen/whats-poisoning-martiniques-men/63264

Le chlordécone, un insecticide, fut massivement utilisé à partir des années 1970 pour lutter contre le charançon du bananier. On en trouve aussi des traces dans les sols où on cultivait les agrumes ou le tabac. Il a longtemps été considéré comme indispensable aux cultures.

À partir de 1990 pourtant, les scientifiques auront la certitude que le chlordécone s'avère très dangereux pour les hommes qui travaillent dans les exploitations, qui le manipule tous les jours en traitant les terres et les plants de banane.

Il existe de surcroît une forte présomption pour que cet insecticide se retrouve dans les bananes et qu'il est donc forcément aussi dangereux pour ceux qui en mangent.

Pour l'économie des Antilles, une telle information était évidemment catastrophique. Les Américains vont interdire cet insecticide dès 1990. Pour la France, appliquer des mesures de restriction s'avèrent plus compliquées parce que l'économie des Antilles françaises peut tourner au désastre. La France prononcera l'interdiction totale en 1993, mais sans en faire trop de publicité.

Le problème c'est qu'une fois interdit, le chlordécone va rester présent dans les sols et peut même se retrouver dans certaines denrées d'origine végétale ou animale, et apparaître dans les captages d'eau. Les sols peuvent être pollués encore pendant des centaines d'années.

Depuis 2001, le chlordécone a été interdit dans le monde entier après avoir été ajouté à la liste des polluants organiques persistants (POP) de la Convention de Stockholm. Cette liste, établie sous l'égide du Programme des Nations unies pour l'environnement, vient d'ailleurs d'être allongée de neuf produits pesticides, insecticides et ignifuges suspectés d'avoir les mêmes effets que le chlordécone mais dont l'utilisation commerciale est encore très vaste.

Le plus connu d'entre eux est le lindane, un insecticide utilisé dans l'agriculture qui reste toutefois autorisé pour la pharmacie dans les traitements de la gale et l'élimination des poux.

Les autres polluants désormais interdits sont moins célèbres, mais tout aussi dangereux. Ainsi, pour tous ceux qui s'inquiètent avec raison de ces substances cancérigènes, il y a le sulfonate de perfluorooctane, particulièrement persistant et que l'on trouve dans une abondante gamme de produits notamment dans les textiles, tapis, papiers, nettoyants ménagers… Ou encore les alpha- et beta-Hexachlorocyclohexane, des ignifuges (retardateurs de flamme) utilisés dans l'industrie chimique pour la fabrication des peintures, et potentiellement cancérigènes.

Les études scientifiques ou pseudo scientifiques ne manquent pas, sauf qu'elles sont très discutés parce que souvent récupérés par des groupements écologiques qui en font un argument de campagne politique. Sauf que, sans leurs campagnes, on aurait sans doute tardé à se pencher sur l'effet de ces produits sur la santé.

Coline avait donc raison en mettant le doigt sur un problème gravissime qui touche les Antilles, elle m'avait ouvert le dossier des perturbateurs endocriniens, qui sont les premiers facteurs cancérigènes et sans doute les premiers facteurs de cancer de la prostate chez les hommes et de cancer du sein chez les femmes.

Après cette plongée anxiogène, je me surprenais à reconnaître que j'avais toujours été un gros consommateur de bananes. D'abord, parce que c'est pratique à manger n'importe où, dès qu'on a faim ou qu'on s'ennuie. Et qu'ensuite, ça se conserve assez bien.

Je devais ce goût pour la banane à ma grand-mère. Elle me disait toujours quand j'étais enfant, qu'une banane valait un bifteck en termes de calories et qu'en plus, ça me permettait de prendre de la protéine végétale, meilleure que la protéine animale. Je ne sais pas où elle avait appris ça parce qu'il y a plus d'un demi-siècle, les militants de la Food Revolution n'étaient pas nés. Je crois que la vraie raison pour laquelle on mangeait des bananes, c'est qu'elles coutaient moins chères que la viande de bœuf.

Toujours est-il, qu'après coup, je viens à me demander, cinquante ans plus tard, si mon cancer de la prostate n'est pas un dividende de l'amour qui me liait à ma grand-mère. J'espère que là où elle est, elle ne pourra pas lire ces quelques lignes. Elle en mourrait une seconde fois.

Cette affaire me prenait un peu la tête, d'autant qu'elle m'obligeait à m'interroger sur les liens qu'il pouvait y avoir entre mes habitudes alimentaires et ce foutu cancer. J'ai toujours mangé ce qui se présentait et ce dont j'avais envie. Étant normand, je ne m'étais jamais privé de lait, de beurre, de crème et de fromage. Je n'en faisais pas des orgies, non ! Mais, dans ma famille, on aimait bien manger. Ma mère faisait la cuisine au beurre. Je me souviens que pour le goûter, on beurrait les tartines de pain et on y ajoutait de la confiture faite avec les fraises ramassées dans le jardin potager au début de l'été. Sans parler du camembert omniprésent, des yaourts natures que ma mère achetait sur le marché tous les jeudis et de la chantilly faite maison. Bref, avec une telle malle de souvenirs qui étaient pour moi merveilleux, je sombrais dans l'idée que j'étais en train de payer cher ce bonheur acheté à crédit étant jeune.

Après avoir interrogé quelques nutritionnistes, feuilleté des dizaines d'analyses réalisées par l'Association française d'urologie, qui fait un travail remarquable pour briser les tabous, puis par la Société canadienne du cancer qui a publié d'innombrables travaux de pédagogie, je conclus qu'il n'y avait pas de liens prouvés entre la consommation de produits laitiers et le cancer de la prostate. Ouf, ma grand-mère va pouvoir reposer en paix.

D'autres études, (celles réalisées par le Fonds mondial de recherche contre le cancer et par l'American Institute for Cancer Research) permettaient même de penser que la surconsommation de calcium aurait tendance à réduire le risque de cancer. Donc le calcium que j'ai absorbé a plutôt fait reculer le cancer.

Cela dit, je constatais que le cancer de la prostate n'en finissait pas de susciter des querelles surréalistes que seul le bon sens pouvait calmer.

Un de mes amis, ancien élève de Harvard, m'a indiqué que des chercheurs de l'École de santé publique de Harvard ont suivi 4 577 hommes souffrant d'un cancer de la prostate non-métastatique, diagnostiqué entre 1986 et 2010. Cette étude a été publiée dans *JAMA Internal Medicine*. Les auteurs ont analysé la consommation en graisses saturées, mono-insaturées, poly-insaturées et trans, d'origine animale ou végétale, des participants après le diagnostic.

Le résultat aurait paru surréaliste à ma grand-mère il y a plus de cinquante ans, il est aujourd'hui complètement dans l'air du temps.

D'abord, les acides gras et notamment les graisses non-saturées auraient donc un effet bénéfique sur la santé cardiovasculaire, mais auraient tendance à augmenter le risque de cancer de la prostate.

Face à son assiette, on a donc le choix entre l'AVC et l'impuissance sexuelle. Je me consolai en pensant que je serais épargné par l'AVC. Une blague !

Mais allons plus loin, les hommes qui ont remplacé 10 % de leurs calories quotidiennes provenant de glucides (essentiellement sucres, céréales, pommes de terre) par des graisses végétales saines ont diminué de 29 % le risque de décéder du cancer de la prostate. De même, prendre une cuillérée à soupe par jour d'huile d'olive en assaisonnement réduit de 29 % le risque de cancer mortel de la prostate. Une once (28 g) de noix par jour était associée à un risque réduit de 18 % de décès par cancer de la prostate et de 11 % pour toutes autres causes.

En revanche, les hommes qui, après leur diagnostic de cancer, ont remplacé les glucides par des graisses saturées (animales) ont vu leur risque de mortalité augmenter de 30 %. Pour les graisses trans (acides gras partiellement hydrogénés), ce risque est accru de 25 %.

Ces résultats confirment bien que le régime alimentaire joue un rôle important dans la progression de la maladie. Pour l'un des auteurs de l'étude, Erin Richman, la consommation d'huiles saines et de noix augmente le taux d'antioxydants sanguin. Elle réduit les taux d'insuline et l'inflammation, ce qui peut ralentir la progression du cancer. En revanche, les glucides majoritairement consommés dans les pays occidentaux les augmentent. On en arrive toujours aux mêmes conclusions : manger moins, plus sain, plus végétal.

À la limite, si le coupable se cache dans notre assiette, on n'a qu'à plus rien manger ! D'autant que les régimes alimentaires préconisés pour lutter contre le cancer de la prostate sont à peu près les mêmes que ceux qui sont conseillés contre le cancer du sein ou contre les maladies cardio-vasculaires et le surpoids.

On voit bien que, derrière le succès de toutes les campagnes alimentaires, il y a un projet ou une ambition politique : changer notre modèle alimentaire, changer les modes de production industrielle, changer l'organisation de la société. Pour vivre mieux, dans un environnement plus équilibré. Derrière tout expert de la Food Revolution, il y a très souvent un expert de la transition énergétique et encore derrière un militant de la cause écologique. Toutes ces causes sont complémentaires.

Mon petit cancer de rien du tout que je cachais à tout le monde n'était donc que l'effet d'un bouleversement de la société mondiale. Honnêtement, avant d'être embarqué dans cette galère par le cancer de la prostate, je n'avais jamais imaginé me retrouver impliqué dans une telle révolution environnementale.

Intellectuellement, le raisonnement était plutôt flatteur. Au moins les métastases avaient une utilité sociale, sauf que, pour moi, le raisonnement était faux. Il servait plus facilement une cause politique qu'une cause humaine.

Il me paraissait évident depuis la crise de 2008, que les partisans d'une transition écologique avec toutes ses composantes, alimentaires, énergétiques, regroupaient surtout les opposants au système mondial mis en place depuis cinquante ans. La majorité des militants écologistes actifs et radicaux étaient de gauche, anti-productivistes, anti-économie de marché, anticapitalistes.

Je ne pouvais pas les suivre, moi qui ai toujours pensé que les grandes mutations auxquelles on assistait depuis la fin du siècle dernier étaient des facteurs de progrès.

La mondialisation avait permis à près de 2 milliards d'êtres humains de sortir de la misère. L'économie de marché et la concurrence obligeaient tous les acteurs de la production à être meilleurs en qualité-prix. Quant à la révolution digitale, si elle avait bouleversé l'organisation des hommes entre eux, elle avait boosté les recherches scientifiques dans tous les domaines.

Or, depuis une dizaine d'années, il n'existait plus d'organisations alternatives à celle qui s'imposait désormais à la planète toute entière. Les organisations autoritaires, communistes, socialistes et même sociales-démocrates avaient fait faillite dans des conditions souvent désastreuses. Les opposants aux organisations libérales n'avaient plus de projets crédibles à offrir. Les organisations de gauche avaient toutes péris, les unes après les autres.

Les opposants d'aujourd'hui se sont donc emparés des modèles de transition écologique et attaqués au modèle alimentaire ou énergétique, sans beaucoup de cohérence.

La lutte contre tous les perturbateurs endocriniens est évidemment nécessaire et légitime, sauf que leur apparition est le résultat d'un allongement de la durée de vie, lui-même marqueur de progrès rendus possibles par la recherche scientifique.

Tout compte fait, ce cancer de la prostate n'allait pas faire de moi un militant contre les perturbateurs endocriniens. J'en étais convaincu : si l'avenir passe par une alimentation plus naturelle, plus saine, de proximité, l'avenir passe aussi par la redistribution des bienfaits du progrès aux populations des pays émergents.

Le modèle de transition principalement porté par ceux qui, autrefois, militait dans les rangs de l'altermondialisme aboutissent, qu'on le veuille ou non, au ralentissement général des organisations humaines. Moins de pollution, c'est possible avec moins d'activité, moins de transports, moins d'énergie consommées, moins de glucides là et plus de protéine là-bas. Mais la théorie du moins-moins entraîne aussi moins de croissance, moins de progrès scientifique, moins d'espérance de vie et donc plus d'inégalités entre les riches et les pauvres.

Alors peut-être moins de cancer de la prostate, mais une vie raccourcie de trente ans… Je n'ai jamais connu mon grand-père. Ma grand-mère a dû élever en grande partie seule ses trois enfants. Son mari est mort à 35 ans d'une cirrhose du foie, dix après être rentré de la guerre, la première, la grande, la plus sanguinaire. Mon père n'a guère connu son propre père. Il avait 5 ans quand il est mort. Et il y en a qui disent que c'était mieux avant ?

Et oui, on mourrait jeune, le cancer de la prostate n'avait pas le temps de frapper. Quelle chance !

11

La bataille de l'orgasme

Elle m'avait surnommé le Monsieur propre du sexe. Tout simplement parce que l'effet le plus spectaculaire de l'ablation de la prostate était de ne plus avoir d'éjaculation. La fabrique à sperme ayant été démontée et enlevée, je ne pouvais plus en fabriquer. Ce qui, théoriquement, ne devait pas m'empêcher d'avoir des orgasmes. Théoriquement parce que, dans la réalité, la bataille de l'orgasme tournait le plus souvent à la catastrophe. Monsieur propre du sexe me faisait sourire, mais sans plus.

Ça faisait presque un an que j'étais sorti de cette opération, mais, honnêtement, je ne m'en remettais pas. Je m'enfonçais dans une sorte de silence qui aurait été imposé à l'intérieur de moi-même. Sur le terrain médical, l'histoire était finie et j'aurais dû passer à autre chose. Je n'avais plus aucune raison de me plaindre à qui que ce soit. Donc, comme avant l'opération, je n'en parlais à personne, mais ce foutu petit cancer continuait d'occuper la totalité de ce qui me servait de cerveau.

J'étais devenu un objet sexuel non identifié, mais à quoi bon en parler puisque ça ne regardait personne. Je savais que le cancer est un crabe redoutable, mais je me suis vraiment aperçu que celui de la prostate est un crabe tabou, qui vous colle dans la honte comme le cancer du sein chez beaucoup de femme qui le vivent mal. Sauf que les femmes sont plus courageuses, sur ce terrain-là, car leur parole s'est libérée depuis une vingtaine d'années.

Mais pour la prostate, on en est encore au Moyen Âge ! Quand on ne le dépiste pas par hasard comme chez moi, il faut le faire discrètement, presque en catimini. Quant au choix du protocole, on le fait seul ou presque. On est « prostatiquement » seul.

Comment répondre à ses amis sinon en plaisantant ? Mais beaucoup plus difficile, comment en parler à ses enfants ? Il faut avoir installé une qualité de dialogue absolument sophistiquée et intime avec ses enfants pour leur expliquer ce qui s'est passé. Et autant que je m'en souvienne, je n'avais jamais eu de leçon de la part de mes parents. Je n'avais jamais parlé d'intimité avec mes parents, je n'avais eu aucune éducation de ce genre. J'étais un autodidacte de la sexualité. Au point d'ailleurs que, lorsque j'avais quinze ou seize ans, j'essayais d'imaginer la sexualité de mes parents. Je n'y parvenais pas.

Mes parents n'étaient pourtant pas asexués. Ils ont eu trois enfants, ils ne les ont pas achetés aux Galeries Lafayette (même si on y trouve tout...). Mais cet aspect intime de la vie familiale leur était strictement réservé.

À table ou ailleurs, on pouvait parler de tout sauf de cul. C'était pas interdit, c'était inconcevable. Les seules allusions aux petites histoires étaient un effet collatéral de la gestion du téléphone de la maison. La révolution digitale permet aujourd'hui à chaque membre de la famille de posséder son propre smartphone et par conséquent de protéger ses secrets.

Avant, il n'y avait dans la plupart des familles, qu'une ligne fixe. Quand le téléphone sonnait, c'était à qui décrocherait le premier pour savoir qui appelait. Je m'en souviens très bien, ça provoquait un mini psychodrame qui mettait mal à l'aise le malheureux destinataire de l'appel :

« C'est qui ? » disait l'un.

« Mais elle a déjà appelé trois fois depuis ce matin, cette fille ! »

Enfin, bref. Ça se terminait dans un concert de sarcasmes au terme duquel le principal intéressé se trouvait obligé de dire la vérité sur son mystérieux correspondant ou alors de mentir effrontément si la nature de l'appel lui paraissait trop compromettante.

Autant dire que l'Internet, qui a permis à chacun de garder ses secrets, a facilité le surf sur les sites porno ou la vision des films X en crypté sur Canal Plus, a favorisé une forme d'éducation sexuelle qui a remplacé ou complété celle prodiguée dans la cour du lycée ou lors des travaux pratiques organisés avec les copains.

En famille, on n'en parlait jamais. Par conséquent, comment aborder la question avec mes enfants ? Impossible. Ou avec mon père ? C'était inenvisageable.

Avec mon père, je réussissais à discuter parfois de sa vie quotidienne, de son enfance, de sa mère exceptionnelle, ma grand-mère que j'adorais. En vieillissant, il acceptait du bout des lèvres de discuter de ce qui l'avait marqué au fer rouge, la guerre, l'arrestation par les Allemands à 17 ans, puis le départ vers l'Allemagne et cette évasion rocambolesque du train juste avant de passer la frontière, puis la clandestinité, la résistance, la misère et, plus tard, un peu de soleil dans la tristesse du quotidien. Du soleil acquis à la force des bras et des neurones.

Dans cette vie encombrée, j'en étais venu à penser qu'il ne devait pas rester beaucoup de place pour le plaisir, qu'il appelait lui la gaudriole. Une expression qu'on retrouve chez le général de Gaulle. Un terme désuet qu'on n'utilise plus et qui est pour moi la seule preuve qu'il devait savoir que ça existait.

La fois où j'aurais pu éventuellement lui parler du champ de ruines qu'était devenu ma vie personnelle et intime, il avait 94 ans, il vivait dans une maison de retraite où j'allais lui rendre visite pratiquement toutes les semaines. Nous déjeunions ensemble, on faisait quelques pas et nous discutions ou plutôt je l'écoutais. Mais ce jour-là, comme les précédents, je n'avais pas osé. Je ne me sentais pas le droit de « l'emmerder avec mes problèmes ». Surtout qu'il était plutôt demandeur de bonnes nouvelles : sur les enfants, le boulot, les amis, la santé, la situation politique et économique... Il fallait le rassurer en permanence comme s'il sentait que l'heure du départ approchait et qu'il voulait pouvoir partir en paix. Savoir qu'on n'avait plus besoin de lui. Il fallait dire que tout allait bien... Je n'ai donc pas pu lui parler de ce que j'avais subi.

Dans mon esprit, pourtant, il aurait sans doute eu une réaction aussi imprévue que réconfortante, forcement mais il s'en serait inquiété.

J'ai donc gardé mon secret pour moi. Ce jour-là, mon père avait fait le tour de la famille pour être sûr que tout était en ordre et qu'il pouvait partir. Pour être sûr qu'il avait fait ce pour quoi sa mère l'avait mis au monde, 95 ans plus tôt. Il est parti cinq jours plus tard. Calme et serein. Heureux peut être, puisque tout allait bien autour de lui. Il est parti, j'espère en pensant qu'il avait fait le job.

Mon père désormais absent pour un moment, j'avais blacklisté momentanément une grande partie de mes amis dont je ne supportais plus les plaisanteries un peu glauques. Du genre :

« Ah, mais ça va te calmer un peu de ne plus pouvoir baiser. »

Concernant mes enfants, c'était évidemment différent, mais pas facile de répondre à leurs questions.

Big Nose était le surnom que m'avait donné mon fils. Ça m'était resté et ce surnom ressortait de temps en temps. En sortant de l'hôpital, j'avais maigri ce qui n'était pas pour me gêner. Au contraire, ça me rendait service. Mais quand je réussis à perdre du poids, mes jambes en perdent plus et plus vite que mon ventre. Du coup, Big Nose se retrouvait avec des jambes aussi épaisses que des allumettes.

Mon problème était simple. Comment apprendre à mes enfants que Big Nose n'avait plus de quéquette ? J'ai longtemps ignoré qui était Big Nose dans l'univers des ados. En fait, j'ai appris qu'il était un émule d'Indiana Jones, cicatrisé et balafré de partout. Des signes extérieurs qui devaient témoigner de son grand courage, ou alors de sa parfaite inconscience. Je n'étais ni courageux, ni inconscient.

Mes enfants n'ont donc jamais su ce qui m'était arrivé. Ils savent que j'ai été opéré d'un cancer sans autres précision, et ils ont dû penser que si l'opération avait réussi, j'étais guéri. Ils avaient raison. Je ne me voyais pas mettre au courant la terre entière de tous les effets secondaires de l'opération.

Comment pouvaient-ils imaginer que le protocole que j'avais choisi dans une configuration où je n'avais guère le choix allait me détruire à petit feu et éteindre toutes les lumières de vie intime ? Je n'avais donc ni l'envie, ni le droit de me plaindre. C'était dans nos gênes. Du coup, je n'en parlais pas non plus à ma compagne. Comment lui expliquer qu'il fallait mieux faire chambre à part quand elle était là ? Elle était capable de comprendre que j'aie besoin d'une convalescence, et même d'une rééducation. Mais elle s'imaginait que la rééducation après le cancer de la prostate devait au pire ressembler à une rééducation après une opération du cœur. Et, dans ces cas-là, on part en thalasso à Saint-Malo ou à Deauville. Trois semaines aux frais de la Sécurité sociale. Et puis, on profite de cette vie de château.

C'est vrai que quand une prothèse de hanche vient d'être posée, on vous remet sur pied et on vous oblige à marcher d'abord avec une canne, puis seul.

C'est du moins ce que mes amis qui sont passés par la case « réparation de la hanche » m'ont raconté. Quelques semaines plus tard, ils ne pouvaient pas jouer au tennis, mais neuf trous de golf, oui ! Deux mois après, ils galopaient comme des pur-sang.

Avec un cancer de la prostate, on vous remet debout assez vite dès que la sonde est retirée, vous restez à l'hôpital une dizaine de jours pour vérifier que vous n'avez pas d'infection, mais on ne vous envoie pas en thalasso et surtout on n'attend pas de vous que vous baisiez le lendemain comme à 20 ans. On ne vous demandera même pas si vous baisez comme avant. Et pour cause, en dépit des discours rassurants du médecin, on ne le peut pas. Soyons clairs, on ne le peut pas !

On peut éventuellement réussir à obtenir la preuve que les orgasmes n'ont pas été oublié au bloc opératoire avec la tumeur. Mais encore faut-il tomber sur une infirmière totalement improbable qui, sous le sceau du secret le plus absolu, vient vous administrer cette preuve que le plaisir n'a pas été mis hors jeu.

Ou alors il faut trouver une sacrée bonne copine, bienveillante à l'extrême et généreuse à qui on dira tout. Y compris qu'il ne doit pas y avoir de contre-indication médicale, puisqu'Amandine qui était infirmière devait savoir ce qu'elle faisait.

Mais comment le demander à sa compagne, surtout si la relation est légère, comme on dit sur Tinder. En plus, sucer, je savais qu'elle savait le faire à son âge. Mais, dans le cas présent, il ne s'agissait même plus de sucer, ou alors avec beaucoup de précaution… Bien avant qu'on en soit arrivé à ce type de travaux pratiques, j'ai compris que cette relation ne résisterait pas longtemps à ce genre de libertinage.

D'abord, parce qu'avant l'opération, j'avais eu beaucoup de discussions avec quelques amis qui étaient passés par cette épreuve, avec les médecins aussi, mais jamais avec elle. L'urologue ne m'a d'ailleurs jamais demandé de venir en consultation accompagné. Et puis, finalement, ce qu'on m'y disait me laissait un sentiment assez optimiste quant à la possibilité d'avoir un retour probable à des relations normales et décentes.

La vérité, c'est que le retour à la normale a tourné au fiasco. Ni elle ni moi n'étions préparés à ce phénomène. Nous nous sommes donc, chacun de notre côté, murés dans le silence. Et cette histoire a tourné au désastre. Malgré mon envie de montrer ce dont j'étais capable, et peut être à cause de cela, j'étais dans l'impossibilité d'avoir une érection. J'avais beau prendre tous les médicaments qu'on m'avait indiqué, rien n'y faisait.

Soyons précis, je devais alterner un jour sur deux soit un Viagra, soit une injection d'Edex 10 mg. Les pilules bleues ne donnaient aucun résultat hormis des maux de tête insupportables. Quant aux injections, soit je les ratais et ça me brûlait pendant des heures, soit je me mettais à bander pendant dix ou douze heures, ce qui faisait horriblement mal et m'amenait à passer plus de temps sous la douche à éteindre le feu que dans mon lit. De toute façon, j'étais inutilisable. Hors-jeu. Game over !

Inutile d'ajouter que ni elle ni moi n'éprouvions la moindre satisfaction. Ce qui fait qu'au bout de quelques semaines, on a espacé l'exercice toujours avec une soi-disant bonne raison. Puis je me suis mis à abandonner la médication qui me permettait de dormir. À la frustration de ne pas avoir de sexualité normale, s'est ajouté l'énervement de ne pas dormir. En plus, détail, mais détail encombrant, on s'est mis, elle et moi, à grossir.

A priori pour le médecin ça n'avait pas de lien, sauf qu'on devait compenser la frustration sexuelle en abusant de champagne et en mangeant un peu plus. Le corps médical lui-même reconnaît que faire l'amour et dormir est absolument indispensable à l'équilibre du métabolisme ce qui par conséquent protège ou maintient le poids de forme.

Comme je ne faisais ni l'un, ni l'autre, je grossissais. Et comme nous nous arrondissions, tous nos amis nous trouvaient en forme. Alors que c'était tout le contraire.

L'autre handicap, c'était que ce régime d'abstinence nous rendait irritables. On aurait pu certes interroger les médecins, on aurait pu essayer du côté des phytothérapeutes, et même comme certains tenter l'hypnose, demander conseil à un sexologue... On n'a rien fait de tout cela, sans doute parce que ni l'un ni l'autre n'en avions envie. Chacun s'est finalement retrouvé chez soi. Sans beaucoup d'explication. Le jour où j'ai appris par des amis communs qu'elle me soupçonnait d'avoir des aventures aux quatre coins de Paris, les bras m'en sont tombés. J'ai su ce jour-là que cette histoire était définitivement terminée.

Il aurait fallu inventer autre chose, découvrir des ressorts qui n'ont finalement jamais existés. Le couple ne peut fonctionner que sur la passion amoureuse, l'excitation sexuelle, la reconnaissance culturelle et sociale, les expériences communes... Chez nous, le carburant principal manquait. Il manquait l'humilité et l'amour qu'il aurait fallu conjuguer à deux pour assumer cette saleté.

J'avais lu et relu toutes les documentations établies par les associations de malades de la prostate et je m'étais rendu compte que le secret du rétablissement se cachait effectivement dans une vie de couple capable de restaurer la confiance dans l'avenir. J'avais trouvé plein d'exemples et de témoignages où ça marchait.

La collaboration au sein du couple permet de retrouver une raison de vivre et de goûter la douceur d'un rapport sexuel. La première chose à faire aurait été de suivre tout le processus à deux. De collaborer dans le choix du protocole et de partir dans cette nouvelle vie qui aurait pu ne pas être si différente de la vie d'avant et même de se faire accompagner par un psy. Mais dans le couple bancal qui était le nôtre, il manquait l'essentiel : l'amour, l'affection et la confiance réciproque.

Les seules femmes de mon entourage qui m'ont aidé, à la sortie de l'hôpital, à ne pas perdre pied sont mon ex-femme et Amandine, la petite infirmière. Et faute d'avoir une compagne capable de m'aider à retrouver l'équilibre que les médecins m'avaient promis, je me suis reposé sur elles, sur leur attention et leur bienveillance.

Avec mon ex-femme, j'entretenais des relations amicales mais fortes depuis la fin des orages qui avaient accompagné notre séparation. Elle et moi étions liés par une sorte de contrat de confiance mi amoureux-mi affectif. J'avais beaucoup d'admiration et de respect pour son courage et son expertise de médecin. Nous avions passé vingt ans sous le même toit, nous avions des enfants ensemble. En fait, nous étions liés par une assurance sur la vie. C'était la seule personne de mon entourage avec qui j'avais pu parler de cette saleté qui allait me faire mourir de l'intérieur si je ne me reprenais pas. Elle m'avait aidé à choisir le protocole, et aussi le chirurgien en me rapportant les bruits et rumeurs qui circulaient dans les hôpitaux.

Elle m'avait aussi aidé en m'expliquant avec honnêteté que l'ablation faisait reculer le risque de diffusion du cancer puisque on réussissait à l'éliminer, mais ne m'avait pas caché la vérité des dysfonctionnements qui étaient déprimants au sens médical du terme.

Elle se tenait au courant, je lui expliquais que la mécanique ne marchait pas. Le viagra, les piqûres, les films porno. Rien et sans examen, ni preuve, elle me croyait sans éclater de rire.

Amandine avait pris l'habitude de venir me voir. Elle s'annonçait au téléphone et débarquait en fin d'après-midi, parfois avec des sushis, parfois une pizza.

« Je viens visiter les ruines, disait-elle à chaque fois. Je recense les chefs-d'œuvre en péril. Je viens m'occuper du patrimoine. Je suis le Stéphane Bern de la prostate… »

Elle était drôle à propos d'une situation qui ne l'était pas. Elle reprenait mes plaisanteries vaseuses. Ça aurait dû me mettre en colère. Eh bien, ça me mettait de bonne humeur.

« Vous vous trompez. Votre ruine est en voie de restauration. Ça ne fait pas six mois que vous êtes sorti de l'hôpital et moi je sais que vous pouvez marcher. Non pas marcher, je plaisante. Vous pouvez bander. Vous ne pouvez pas me dire le contraire, pas à moi. Un, vous pouvez jouir et, deux, vous pouvez bander, donc vous pouvez pénétrer une femme et lui donner du plaisir. J'en suis la preuve vivante. Toutefois, la pénétration n'est pas essentielle. Il est temps que les hommes évoluent et qu'ils apprennent à donner du plaisir autrement qu'en fourrant leur queue, non ? »

Elle m'impressionnait, Amandine, c'était un petit bout de femme toute menue, avec un langage cru, cash, brutal même… mais c'était dit avec une telle bienveillance qu'elle me rassurait.

« Je vous aime beaucoup, mais je ne suis pas amoureux de vous. Vous n'êtes pas amoureuse de moi. Puisque vous avez un petit ami… Comment s'appelle-t-il ?

– Vous allez être surpris, je peux vous le dire, l'amour de ma vie s'appelle Emma. Elle est journaliste, comme vous. Elle vous connaît, elle vous a croisé à la radio plusieurs fois. Mais vous ne la connaissez pas, vous ne l'avez même pas regardée, elle était vexée. C'est un bébé dans le métier et vous vous êtes une star.

– Non, je suis un papy qui ne marche plus.

– Peut-être, mais un papy star alors.

– Oui si vous voulez, donc vous êtes bi ?

– Non, franchement, j'aime mieux les femmes, j'aime mieux le corps d'une femme et puis c'est comme ça. Mais un homme de temps en temps pourquoi pas, ça vous choque ?

– Pas du tout, franchement, je serais mal placé pour m'en plaindre. Si, en plus, ça vous rend heureuse.

– Super, mais la prochaine fois, je vais venir avec ma copine, on s'amusera tous les trois. Vous seriez d'accord ?

– Écoutez, je n'arrive déjà pas à faire l'amour avec une femme, avec deux ça va être ridicule. Franchement non. D'abord je suis peut-être un papy mais j'ai aussi un côté enfant de chœur. À trois, je n'ai jamais fait. Mais ça me tentait avant.

– Avant quoi ? Arrêtez de broyer du noir. Je vais reprendre tout à zéro. J'ai revu votre dossier médical ce matin. Vous avez été opéré il y a un an, maintenant, la quasi-totalité de vos bandelettes ont été préservées. Les bandelettes ce sont les nerfs érectiles.

– Oui, je sais. Les bandelettes c'est fait pour bander.

– Très drôle ! Vous êtes pire qu'un toubib pour faire ce genre de réflexion. Soyons sérieux. Vous devez attendre que certaines cicatrices disparaissent, mais il faut continuer à prendre les médicaments, il faut faire de l'exercice. Donc Viagra ou alors, ils vous ont donné Cialis. Puis, le lendemain, injection.

Faisait-elle semblant de ne pas se rendre compte de la situation dans laquelle je me retrouvais ?

– Écoutez-moi une minute, Amandine. Imaginez : je suis avec une fille, ça se passe bien, on dîne tranquille, elle a envie de continuer et toc, il faut que je prenne une pilule… Alors la pilule, ça va, je peux la prendre deux ou trois heures avant le feu d'artifice. Mais les jours où je dois faire une injection, il faut que je la fasse dix minutes avant de passer à l'acte. Non mais, c'est d'un romantisme échevelé cette affaire ! En plus, il faut que j'en parle à la fille. Il faut que je lui explique… Une érection difficile… et, en prime, pas d'éjaculation au moment de l'orgasme…

– Alors, pas d'éjaculation, ça n'est pas de sa faute, ni de la vôtre, vous pouvez lui expliquez que vous avez des orgasmes propres. Le Monsieur propre du sexe, c'est vous. Mais ça ne vous empêche pas de prendre du plaisir. Quant à l'érection, ça peut être de sa faute. Oui, c'est ça que je voudrais vous faire comprendre. C'est la raison pour laquelle je vous ai proposé de venir avec Emma ? À deux, vous auriez une double excitation. Pourquoi croyez-vous que les clubs libertins aient un tel succès ? Il y a plein de gens comme vous qui y vont. Il faut tout vous dire, c'est incroyable !

– Je suis un enfant de chœur…

– Justement vous avez toutes les chances de vous en sortir.

– Et pourquoi vous voulez m'aider à m'en sortir ?

– Parce qu'opérer une prostate c'est bien, mais si c'est pour vous enfoncer dans la déprime après, franchement, la médecine ne peut pas être fière. »

Je n'avais donc pas le choix. Ou je m'en sortais ou je sombrais dans la déprime. Ce qu'Amandine essayait de me faire comprendre, c'est ce que j'avais lu chez Hemingway : « l'impuissance sexuelle conduit à la déprime » et la déprime déprimante conduit parfois à se flinguer. « Puisqu'on ne peut plus vivre comme avant, à quoi bon vivre, disait-il, on ne vit pas pour connaître la fin, la fin on la connaît. »

12

L'histoire qui me tenait en vie…

Je devais donc m'en sortir. L'érection était devenue pour moi « le dernier plaisir de l'homme pendu », pour reprendre les mots cruels de Franz-Olivier Giesbert. J'en étais arrivé à ne plus aimer mon corps. C'était simple. Sans débat. Ce problème d'érection m'obsédait le jour et me réveillait la nuit. Je traitais mon sexe comme s'il était quelque chose à gérer indépendamment du reste de ma personne.

J'avais quand même un mal de chien a réussir le protocole qui marchait avec Amandine.

J'étais partagé. Mon corps, mon physique, ma tête, tout cela fonctionnait à peu près. Je vivais normalement, je mangeais à mon goût et à ma faim, je riais quand il fallait, je travaillais normalement mais je sentais bien que la passion avait disparu. Ma tête tournait normalement, mais mon esprit était ailleurs. Je n'avais plus envie de grand-chose, pas même de séduire, ce qui avait pourtant été un des moteurs de ma vie avec lequel j'avoue avoir masqué beaucoup de lacunes. Bref, je faisais semblant de vivre.

Le cœur du réacteur était en train de s'étouffer. Je me plaisais à penser que ma libido était en voie de disparition. En réalité, elle avait déjà disparu. Je rencontrais des femmes, oui, mais je renonçais aux avances qui auraient pu m'entraîner sur le terrain d'une relation physique. J'étais convaincu de ne pouvoir assumer une panne que je savais inéluctable.

Mon corps se résumait à un sexe, le plus souvent rétréci, flasque et « insortable ». Je n'existais plus, je me sentais ridicule et inutile. Et je l'étais.

J'avais beau parcourir les livres de ma bibliothèque, je ne trouvais rien qui puisse me redonner de l'énergie. Hemingway me déprimait. Trop brillant, trop flamboyant et finalement trop tragique.

Le seul personnage qui m'a fait l'effet d'une décharge électrique capable de débloquer tout ce qui en moi paraissait complètement glacé et figé aura été Romain Gary. Avec encore plus d'émotion parce que plus pathétique, plus porteur de vérité encore. Dieu ce qu'il m'a aidé à traîner ce fardeau. Sa lecture et sa relecture m'excitaient et me tenaient en vie.

Dans les années 1970, il se sent malade. Mais ce n'est qu'un pressentiment, il va mettre un peu de temps à l'accepter. Lorsque les médecins confirment son état, lui ne veut pas l'entendre. « La vie continue comme avant », dit-il. Mais ça, c'est pour la presse. Parce que dans la réalité, il va s'organiser pour tromper la mort.

En 1975, Romain Gary va monter une opération absolument incroyable. La même année, il va publier *Au-delà de cette limite votre ticket n'est plus valable*, puis il va se déguiser en Émile Ajar pour proposer *La vie devant soi*. Son éditeur n'est pas au courant. Les deux livres obtiendront un immense succès.

Au-delà de cette limite votre ticket n'est plus valable raconte le déclin sexuel de son personnage principal en termes vrais et crus, Romain Gary reprend ses échanges avec le médecin qui sont d'une violence et d'un cynisme sans pareil. Alors que le médecin le soigne de son cancer de la prostate, il tente surtout de l'aider contre la perte de cette virilité qui l'envahit et le détruit. Cette angoisse de l'impuissance sexuelle qui s'empare du personnage est d'autant plus insupportable qu'il vit une relation amoureuse qui devrait le nourrir de l'énergie. Mais rien n'y fait ! Il meurt doucement dans des douleurs psychologiques qui vont devenir insurmontables.

Dans le même temps, Romain Gary s'invente une autre identité avec un autre scénario à cent lieues de ces rivages de l'impuissance, pour rêver à la vie qui l'attend, la construire, la façonner. *La vie devant soi*, c'est un pur fantasme qui se nourrit des souvenirs du plaisir et recrée une réalité qu'il a perdu.

Ces deux chefs-d'œuvre sont d'une force incroyable, incarnée par des personnages imaginaires mais qui, en réalité, sont les deux facettes de l'écrivain que la maladie a séparées. Dans le premier livre, les médecins ne sont que des prophètes de la mort, et dans l'autre ils deviennent des magiciens de la vie. Pour Gary, les deux hommes sont deux êtres totalement différents. L'un voit son corps s'effondrer, l'autre est porté par l'avenir.

Le drame qui sous-tend ces deux histoires est lié à l'impuissance sexuelle que la médecine traditionnelle ne parvient pas à freiner. Cette impuissance sexuelle va finir par entraîner l'éloignement et le départ de « son oiseau miraculeux » qui lui donnait la force de vivre et d'écrire. Sa liberté sans fin et frénétique finira par lui échapper.

Alors Romain Gary refuse cette réalité-là, il voudrait avoir la force de séduire à nouveau et d'être aimé, mais il convoque à sa place Émile Ajar parce que son corps à lui ne répondait pas. Ajar lui permet de vivre des érections cérébrales. Mais le fantasme ne permet pas de conquérir physiquement, de donner et de posséder. Gary est affreusement malheureux, mais il n'est pas fou.

Cette descente aux enfers durera quelques années pendant lesquelles il essaiera tout ce qu'il est possible pour enrayer la progression du mal.

Trois ans plus tard, lorsque la journaliste Caroline Monney lui posera la question : « Vieillir ? », Gary, hors de lui, lancera : « Vieillir, c'est une catastrophe, mais ça ne m'arrivera pas. Jamais. J'imagine que ça doit être une chose atroce, mais comme moi je suis incapable de vieillir, j'ai fait un pacte avec le monsieur de là-haut, vous verrez... »

Il est déjà en train de mourir. Son corps, son esprit ne vieillissent pas, mais son sexe est un vieillard incapable du moindre souffle.

Romain Gary est mort le 2 décembre 1980 en se suicidant d'une balle de revolver. Un Smith & Wesson, la classe, lui explosera le crâne comme Ernest Hemingway l'avait fait avec un fusil de chasse. Il a laissé une lettre qu'il a datée « Jour J », où il donne quelques instructions à son fils qu'il charge notamment de gérer ses droits, mais surtout, il s'explique légèrement sur son passé et, là, on commence à comprendre.

La maladie oui, l'impuissance sexuelle oui, mais ce qui est terrible c'est de confronter cette impuissance au sentiment amoureux. Impossible de « bander » alors qu'il est fou amoureux. Tous les malades du cancer de la prostate que j'ai pu rencontrer ou avec lesquels j'ai correspondu m'ont relaté la même situation qui peut être désastreuse ou alors révéler une opportunité de rebond, si l'amour est là.

Ariane Chemin a fait un magnifique livre intitulé *Mariage en douce*, dans lequel elle dévoile avec précaution et pudeur les secrets du mariage avec Jean Seberg en Corse. Un mariage secret parce qu'il fallait protéger cet amour puissant. On comprend mieux comment la force de cette relation passionnelle a révélé l'ampleur du désastre quand Romain Gary a été touché par le mal.

Jean Seberg, actrice américaine découverte en France par Jean-Luc Godard pour tourner *À bout de souffle* aux côtés de Jean-Paul Belmondo, aura été sa grande passion. Lui qui adorait les femmes, qui en a séduit plus que de raison, trouvera avec Jean Seberg, le diamant après lequel il courait depuis son adolescence. Il fait sa connaissance en 1950, c'est un coup de foudre qui va tout balayer. Ils vivront une liaison hors norme. Il l'épouse dix ans plus tard dans des conditions incroyables de romantisme et d'héroïsme à la fois et aura un fils Alexandre Diego Gary. L'amour est total, l'amour est complètement fou quand, un jour, il apprend qu'elle a cédé aux charmes de Clint Eastwood pendant le tournage de *La Kermesse de l'Ouest*. Une passade, dira-t-elle.

Pour Gary, c'est un tsunami. Il part à Los Angeles armé d'un revolver et provoque Clint Eastwood en duel. Comme au temps des cow-boys. L'acteur américain s'enfuit. « Une star mondiale mais un lâche », dira Romain Gary qui s'effondre moralement et physiquement. Jean Seberg pleure. Le contrat, signé dans les montagnes de la Corse, avec le sang des veines des deux amoureux, est rompu.

Romain Gary ne peut pas pardonner. Il n'y croit plus et se sent vieux. Déjà. Il n'a pourtant que 46 ans. Il a compris que s'il peut répondre à toutes ses demandes, toutes ses gourmandises et ses provocations, il a du mal à répondre à cette libido qui lui servait de drogue. Il va néanmoins remonter la pente, ou faire semblant, repartir à la conquête du monde pour séduire ses lecteurs et les femmes, il n'imagine pas un monde sans femme, un monde sans lumière pour « éclairer son chemin, son esprit et sublimer son corps ». Il va retomber amoureux bien sûr. Et beaucoup de femmes l'aimeront encore. C'est dans son ADN de les attirer et de les prendre. Mais il commence à donner moins qu'il ne reçoit. Pourquoi ? Parce qu'une moitié de son cerveau restera branché sur Jean Seberg. Il la sait jolie, trop jolie, mais fragile, trop fragile. Ils se voient encore, souvent en cachette. Elle reste extraordinairement sexy en quête permanente de réassurance auprès des hommes. Il la voudrait encore et toujours dans son lit, il l'installe dans son œuvre. Il tente de la protéger. Elle sombre dans l'alcool et dans la drogue. Fin août 1979, elle est portée disparue. Son corps est retrouvé le 8 septembre, nu, mais enroulé dans une couverture, à l'arrière de sa voiture, dans le quartier de la rue de Longchamp où elle vivait. La police conclura au suicide.

Pour Romain Gary, Jean Seberg était la seule femme qui pouvait encore « allumer une petite flamme dans ses yeux, faire frémir sa peau et son corps, l'aider à se battre contre ce cancer de merde qui a mis dix ans à le détruire, la seule femme dans le regard de laquelle il pouvait encore exister n'est plus ». Romain Gary va se suicider un an après la mort de Jean Seberg, le 2 décembre 1980. Dans cette fameuse lettre qu'il va laisser et qu'il date « jour J ». Il écrit simplement « sans rapport avec Jean Seberg ». Tout était dit. Romain Gary éteint, Émile Ajar s'est tu. Forcément.

J'ai relu sans fin les pages de Romain Gary et celle d'Émile Ajar, pendant ces longues nuits d'insomnie. J'ai relu sans cesse ses dialogues avec ses médecins sur la mécanique de l'érection.

« Le plus difficile était d'oublier mon corps, mon imagination appelait l'épreuve parce que mon corps la redoutait. Je cherchais à me surpasser par anxiété. »

L'histoire qui me tenait en vie…

Au-delà de l'admiration que je portais à Romain Gary pour son activisme, son engagement, son œuvre, son écriture précise et simple, sa lecture m'apportait une explication à ce que je ressentais. Mon imagination appelait l'épreuve. « … Le corps et l'esprit d'un côté et la mécanique du sexe de l'autre comme si le sexe avait pris une sorte d'autonomie alors que normalement l'un faisait vivre l'autre. »

Cette histoire tellement forte, humaine, amoureuse et littéraire me transformait et, finalement, elle me faisait un bien fou. En fait, c'est Amandine qui me souffla cette énormité, cette histoire me faisait bander. Ce qui est un comble.

13

Il me fallait retrouver les clefs du plaisir

Le docteur House. Beaucoup de médecins l'avaient surnommé ainsi. Moi, je l'avais dénommé le sorcier. Il travaillait seul dans un cabinet privé, avenue Victor-Hugo. Les autorités médicales ne l'aimaient guère. Officiellement, il n'y avait pas de place dans les hôpitaux pour ses fantaisies et ses provocations. Beaucoup de médecins m'en avaient parlé en disant qu'il était effectivement particulier. Mais, quand la médecine traditionnelle s'avère incapable de résoudre un problème, les médecins n'hésitent pas à faire appel à des pratiques moins conventionnelles.

Dans le milieu de la santé, on le pensait doter de pouvoirs extra-ordinaires. Il réussissait à faire des diagnostics auxquels personne ne pensait et qui se révélaient justes. Mon cardiologue m'avait parlé de lui lors d'une visite de routine. J'avais rendez-vous avec lui tous les six mois et ça durait depuis quinze ans, depuis le jour où il avait repéré chez moi un problème au cœur et m'avait envoyé chez son ancien patron de Pompidou, Jean-Noël Fabiani. Une star, ce Fabiani, un Federer du bistouri aussi, mais c'était de l'histoire ancienne pour moi.

« Tout va bien, me dit-il après m'avoir ausculté. Et votre prostate ? Ça fait combien d'années maintenant que vous avez été opéré ?

– Cinq ans. Au bout de combien de temps on peut se croire définitivement hors de risque de récidive ou de métastase ?

– Je dirais dix ans. Mais je peux vous dire que vous êtes déjà tiré d'affaires. J'ai des patients qui déclarent des cancers de la vessie ou même des poumons quelques années plus tard. Vous avez échappé à tout cela. Je pense que vous n'aurez pas d'ennuis de cet ordre. Et pour le reste, comment ça va ?

Le reste n'était pas brillant. Fallait-il lui répondre ? Ce qu'il appelait pudiquement le « reste » ne marchait pas. C'était nul, désolant, déprimant. Archi nul même. Je n'avais aucun problème pour pisser. Mais pour bander, c'était pas génial. La plupart du temps, on touchait le néant même ! Et rien que d'en parler, ça me foutait en l'air. Alors pourquoi lui dire que j'avais à peine suivi les prescriptions de l'urologue. Au début oui, mais comme ça ne marchait pas comme je l'avais imaginé, j'avais pris de la distance avec tout ce qu'il m'avait dit de faire. Le Viagra les jours pairs à prendre deux heures avant le rapport avec la dame et la piqûre d'Edex 10 mg ou 20 mg les jours impairs à s'injecter dans la bite 10 minutes avant de passer à l'acte. Pour la énième fois que je racontais ce protocole, je laissais imaginer au cardiologue qui me recevait, la difficulté que j'avais à régler le timing d'une soirée amoureuse. Comme, en prime, l'urologue ne m'a pas montré comment on se faisait la piqûre, je me ratais une fois sur deux.

Le résultat des courses à l'amour après le cancer se résumait à une magnifique réserve de Viagra que j'allais pouvoir revendre au marché noir, avec le plus beau stock de piqûres Edex de tout l'Ouest parisien… si les dates n'étaient pas dépassées, car la moitié de ces médicaments étaient maintenant périmés.

Dans mon esprit, les médicaments étaient comme les yaourts qui ont toujours une date de péremption bien visible. Je pense aux yaourts parce qu'un jour, je m'en suis étalé sur le bas du corps. J'avais une copine qui s'étonnait que je n'aie pas d'éjaculation. Le yaourt, ça ressemble un peu à du sperme, non ? La seule réflexion qu'elle m'a faite était de savoir quelle était la date limite de consommation. Au moins, elle était drôle. Surtout que pour arriver aux yaourts, il avait fallu que je lui raconte le film depuis le début. Le PSA, les biopsies, les bandelettes de la prostate, etc. Comme préliminaires à l'orgasme, le numéro est assez original. Elle était sympa, mais je ne l'ai jamais revue. Mon cardiologue qui m'écoutait, sidéré, a pris peur.

– Ok, vous avez une façon de raconter tout cela qui m'inquiète un peu… Mais vous avez une compagne, non ?

Ma compagne était partie il y a un moment parce que, selon elle, je n'avais plus envie, alors que moi, tout penaud, je pensais qu'elle ne faisait absolument rien pour me donner envie, donc on tournait en rond sans solution.

– Je comprends, c'est très fréquent. Plus de la moitié des couples se séparent ou divorcent après un cancer de la prostate.

Je connaissais la statistique publiée par Doctissimo. Les médecins psy avaient constaté que les mecs restent tous seuls, et qu'ils allaient voir des putes. Ou des escort girls, ça fait plus chic, mais c'est plus cher. J'avais moi-même rencontré des putes sympas qui connaissaient bien le problème. La plupart opéraient dans des salons de massage, parce que, bien sûr, tout cela était interdit par la loi. Aucune étude n'a été faite à ma connaissance, mais la progression exceptionnelle du nombre de salons de massage à Paris et dans les grandes métropoles me semblait forcément liée à l'augmentation des cancers de la prostate depuis une vingtaine d'années. Ou alors à l'allongement de la vie et au vieillissement de la population. Parce que la plupart des filles dans les salons connaissait le problème, il y avait même, il y a encore cinq ans, une application sur Internet spécialisée dans ce genre de service. Depuis le remaniement de la loi sur la prostitution, le site a fermé.

– Bon, vous n'allez pas rester comme ça ! On va trouver des moyens pour arranger un peu la situation. Je vais vous recommander à quelqu'un d'un peu spécial. On l'a appelé le docteur House parce qu'il ressemble un peu au médecin de la série télé. Il bougonne tout le temps, mais il a une façon de raisonner intéressante et inhabituelle. En médecine, on a des codes, des principes, une éthique dont on est fiers, ce qui fait qu'on ne sort pas des chemins enseignés. Lui, il regarde à côté, *out of box* comme dit mon fils qui a fait des études de management. Il pose toujours *la* question incongrue qui le mettra sur le bon chemin. »

Renseignement pris auprès de certains de mes amis médecin, cet énergumène existait bien. Ce chirurgien urologue n'opérait plus, il disait avoir atteint son seuil d'incompétence, mais il s'était consacré à aider des patients comme moi qui ont toujours envie de profiter de la vie mais qui ont du mal à retrouver des érections à peu près normales. Il a donc fait des formations de sexologie, ce mélange et son accoutrement lui donne un air de vieux sorcier. Selon mon cardiologue, les patients qu'il lui avait déjà envoyés étaient plutôt contents et rassurés.

Docteur House, alias le sorcier, habitait dans le haut de l'avenue Victor-Hugo. L'immeuble était cossu, haussmannien comme la plupart de ceux du quartier. Il fallait sonner au troisième étage de l'escalier B, celui de droite. Au deuxième étage, il y avait un cabinet d'avocats, au quatrième aussi. C'était la spécificité du quartier.

C'est vrai qu'il ressemblait au docteur House à un détail près, il n'avait pas de canne, donc pas de problème de hanche.

« Bonjour, je suis désolé, je n'ai plus d'assistante, je fais tout moi-même. Je vais vous faire attendre un peu. Si vous voulez un café, vous vous servez, il y a une machine Nespresso, celle que vend Georges Clooney. C'est, je crois, le seul point commun que j'ai avec lui. S'il n'y a pas d'eau, vous en mettez. Je suis désolé, je n'ai que de vieux magazines. »

Docteur House avait le souci du détail. L'accueil était plutôt sympa et cash.

Deux cafés plus tard, il revint me chercher et m'entraîna dans son cabinet au capharnaüm invraisemblable. D'abord, il y avait des dossiers partout sur son bureau, au sol et sur les chaises. Des feuilles de papiers qui trainaient. Deux écrans de télé branchés sur des chaînes américaines. Quelques tableaux au mur dont une copie de *L'Origine du monde* de Gustave Courbet, une photographie de Brigitte Bardot nue dans *Et Dieu créa la femme*… et une autre de Marilyn Monroe, nue aussi, dans une vieille pub Chanel archi-connue. Il avait aussi quatre téléphones fixes que je regardai avec étonnement.

« Ne vous inquiétez pas, il n'y en a que deux qui fonctionnent, l'un pour le professionnel, l'autre pour le privé, mais je ne sais plus lequel fait quoi. Ça n'a pas d'importance. Ça fait un mois que j'ai pris la décision de me séparer de mon assistante. Eh bien, j'en suis ravi. Je vais me digitaliser et passer chez Doctolib… Bien, je ne vous demande pas ce que vous avez. Mon confrère qui vous suit pour la cardio m'a tout raconté. Si j'ai bien compris, ça ne marche pas. Je vais vous poser un tas de questions, mais surtout répondez-moi franchement sans trop mentir parce qu'on perdrait notre temps. Vous n'avez pas eu de rapports sexuels depuis combien de temps ?

– Depuis un certain temps. Un temps certain… Ça dépend ce que vous appelez un rapport sexuel ?

– Un rapport avec une pénétration.

– Ça fait très longtemps parce que j'ai tellement de mal à bander que j'abandonne…

– Vous êtes marié ?

– Non.

– Vous avec une amie régulière ?

– J'avais. On s'était connu un peu avant l'opération. Ça marchait bien. Elle m'a quitté un an après, parce qu'elle ne comprenait rien. Elle avait vu sur Internet que je devais retrouver toute ma virilité. Donc pour elle, j'y mettais de la mauvaise volonté, ce qui me stressait. À tel point qu'au bout d'un moment, je l'ai fuie.

– Bon et bien c'est clair… tout cela est classique, j'allais dire banal. Elle ne vous a pas quitté parce que vous ne pouviez pas avoir de rapports sexuels, elle vous a quitté parce qu'elle ne vous aimait pas assez pour réapprendre à faire l'amour dans des conditions particulières. C'est mieux pour vous et elle que vous vous soyez séparés. Et depuis rien ? Pas de copine ? Pas d'escort girls ? Elles sont là pour cela, les escort girls, vous savez ? Alors d'abord, sachez que vous n'aurez plus de votre vie d'éjaculation, c'est fini. La machine a été enlevée, j'imagine que vous le savez, mais il faut que vous l'assumiez. Deuxième point important, vous pouvez néanmoins avoir du plaisir, avoir un orgasme.

– Oui, je le sais mais c'est assez théorique.

– Comment le savez-vous puisque vous avez peu de rapports ?

– Je le sais grâce à une infirmière de l'hôpital, jolie comme un cœur, qui m'a complètement rassuré. Elle m'a bien expliquée avec ses doigts de fée et ses lèvres. Et sa langue aussi.

– Vous plaisantez ?

– Non, pas du tout, elle est même venue recommencer trois fois chez moi dans le mois qui a suivi et m'a proposé de revenir. J'ai son téléphone.

– Eh bien, je vais vous dire, cette fille est géniale, géniale ! La pédagogie par l'exemple. Vous savez qu'en France ça n'est pas accepté par la morale et je ne sais pas ce que le Conseil de l'ordre dirait en l'apprenant. Mais, dans certains pays voisins, c'est toléré, ça relève de la liberté individuelle et, dans d'autres, c'est même professionnalisé et par conséquent remboursé par les mutuelles. Moi je suis 100 % favorable à ce type d'expérience… Donc, vous savez que vous pouvez avoir des orgasmes même sans érection.

Maintenant, pour l'érection elle-même, vous allez suivre les traitements, mais je vais changer deux choses : la première c'est que je vais vous proposer de troquer le Viagra contre du Cialis. Ça agit de la même façon, mais la durée active est beaucoup plus longue, environ 24 heures. Donc vous voyez l'avantage, vous prenez une pilule de Cialis 20 mg le matin, ça doit pouvoir vous faire de l'effet toute la journée et toute la nuit. Pas de maux de tête. Évitez d'en prendre deux jours de suite. La seconde chose, c'est que vous allez continuer les injections d'Edex, mais je vais vous montrer comme on les fait. Et je vais vous en faire une.

– Maintenant ?

– Oui, maintenant.

– Mais je vais bander pendant deux heures !

– J'espère, mais je n'ai ni infirmière ni assistante à vous offrir. Alors il faudra vous débrouiller pour supporter cette érection pendant une heure max. Allez, passez aux toilettes, lavez-vous les mains et enlevez votre pantalon que je vois la marchandise. Je ne vais pas vous faire un cours d'anatomie, mais il aurait fallu qu'on vous explique que la verge de l'homme n'est pas un muscle. Ça se compose de plusieurs corps caverneux qui se remplissent de sang au moment de l'érection. Normalement, le cerveau transmet l'ordre, via le nerf érectile, d'ouvrir les vannes d'entrée. Si le nerf transmet mal les ordres, le produit que nous allons injecter va forcer l'ouverture. Il faut donc piquer au bon endroit pour que l'Edex se répande partout et ouvre toutes les portes. Allez, on y va. Ça ne doit vous faire aucun mal. Vous regardez bien où je pique. Je pique à droite, à peu près au niveau du premier tiers en partant de la base. Dès après-demain, vous pourrez en faire tous les deux jours, vous piquerez de la même façon mais à gauche. Lorsque vous allez prendre de l'Edex 10 mg, je vous conseille de ne pas tout injecter. Une moitié devrait suffire. On va attendre trois quatre minutes et normalement votre verge va gonfler. Ça ne vous fait pas mal ?

– Non, c'est plutôt agréable. Je le reconnais.

– Alors faites attention, vous nettoyez bien à l'alcool là où vous vous êtes piqué. Bon, regardez cette érection, elle tient. Alors vous n'êtes pas une bombe sexuelle, mais cette érection peut tenir presque une heure. Vous avez le temps de vous amuser plusieurs fois. Et vous avez surtout les moyens de donner du plaisir. C'est pas magique ? »

Docteur House était visiblement content de son effet. Je m'apprêtais à me rhabiller comme pour prendre congé quand il m'arrêta.

« Ça n'est pas fini. Partez si vous voulez, mais on n'a pas fait l'essentiel. On a réglé la mécanique. C'est tout. J'ai vérifié que ça pouvait marcher. Je n'ai pas dit que ça marcherait à tous les coups. Nous ne sommes pas des robots, mon cher ami. Ce serait trop simple et affreusement triste et ennuyeux. C'est pour cela que les films porno sont chiants. C'est pour cela que les vieux couples sont encore plus vieux au lit. Pour que ça marche et pour que vous soyez heureux, vous devez remplir trois conditions. La première condition va être d'avouer toute la vérité à votre compagne ou votre conquête d'un soir. Vous draguez, vous rencontrez une fille qui vous plait et qui vous fait comprendre que la réciproque est vraie, vous la conviez à diner et vous terminez la soirée chez vous. C'est à ce moment-là qu'il faut tout dire, pas besoin de faire pleurer dans la chaumière, mais simplement de décrire la situation particulière dans laquelle vous êtes. Des érections peuvent être difficiles, et notamment la fameuse piqûre dix minutes avant de tirer le feu d'artifice, des éjaculations inexistantes, mais des orgasmes tout aussi forts. Ce que vous avez gardé, c'est la capacité de donner du plaisir sans être obligé de la pénétrer pendant deux heures pour la faire jouir.

Si votre conquête considère la situation trop compliquée, c'est qu'elle ne s'intéresse pas vraiment à vous. Elle voulait un plan cul et c'est tout. Laissez-la partir et réjouissez-vous de ne pas être allé jusqu'au fiasco. En revanche, si elle s'intéresse à la situation, si elle découvre et imagine des moyens de jouir non conventionnels, si elle se préoccupe de votre propre plaisir, c'est que vous l'intéressez vraiment. Et dans ce cas-là, c'est gagné. Il y a de forte chance que votre érection soit plus vigoureuse.

La deuxième condition, c'est que vous trouviez une compagne en qui vous aurez confiance et qui vous aimera pour autre chose que des performances sexuelles. Et croyez-moi, ça existe. Alors, vous la trouverez peut-être dans toutes vos rencontres multiples mais je n'y crois pas trop. Vous allez rencontrer des filles plus jeunes que vous qui n'ont pas les mêmes objectifs que les vôtres. Toutes vous seront utiles, ne les refusez pas bien sûr, ne les repoussez pas. Elles vous donneront de l'assurance, de la confiance et vous aideront à faire revenir la libido. Mais la femme qu'il vous faut, c'est celle qui vous entraînera vers d'autres exigences, de l'expérience, de la stabilité, de l'affection, plein de sentiments dont votre mécanique sexuelle a besoin pour fonctionner. Vous avez une idée, dans votre entourage, de cette femme qui pourrait accepter et qui y trouverait aussi sa part de bonheur ?

– Peut-être, mais si je vous comprends bien, ce n'est pas ma bite qui est flasque, c'est mon cerveau qui est autiste ?

– Autiste, non. Mais vous n'y voyez pas clair, vous avez des couilles à la place de votre cerveau. Vous n'êtes pas le seul. Alors comme votre bite a subi un sacré choc, c'est votre tête qu'il faut soigner maintenant.

– Avec de l'aspirine ?

– Vous plaisantez, j'espère !

– Oui bien sûr, c'est un sorcier ou un psy qu'il me faudrait.

– Médecin ou sorcier, nous faisons un peu le même métier.

– Merci docteur House. Mais vous m'aviez parlé de trois conditions ? »

Il n'avait nullement oublié cette troisième condition, peut-être la plus importante.

« Ça se passe dans la tête. Ayez envie. Envie d'avoir envie, de séduire, d'impressionner, d'aimer, de posséder, de gagner. Vous savez faire cela. Et vous devez vous entraîner à vous exciter. Toutes les occasions doivent être bonnes. Une robe qui passe dans la rue, le sourire d'une femme, une photo érotique. Prenez tout et consommez dans la limite de la morale bien sûr. Ne sautez pas sur tout ce qui bouge, parce que je serai obligé d'aller vous chercher au poste. Mais vous pouvez consulter les multiples sites Internet qui existent par exemple. Bon, ne surconsommez pas les sites d'escort girls parce que, là, vous ne séduisez pas mais vous achetez. Ça aura plus d'effet sur votre portefeuille que sur votre libido. Mais ne vous privez pas de séduire et de draguer avec les moyens qui sont les vôtres. On en reparlera, mais profitez de tout ce qui passe pour retrouver votre libido. Un conseil, lisez Victor Hugo, mais pas le Victor Hugo qu'on apprend à l'école, pas celui qui a fait de l'argent avec *Les Misérables* ou *Notre-Dame de Paris*, mais le vrai Victor Hugo, le coureur de jupons, celui qui avait consigné toutes ses frasques sexuelles pour les relire et s'exciter tout seul. »

Docteur House avait raison : j'ai suivi son ordonnance et passé un été avec les secrets érotiques de Victor Hugo pour comprendre les clefs du plaisir. Je dois dire que ce génie-là m'a lui aussi fait un bien fou !

Avant de rencontrer le docteur House, je connaissais mal Victor Hugo. Enfin, je savais ce qu'on m'en avait appris au lycée. *Notre-Dame de Paris*, *Les Misérables*, son engagement politique, sa brouille avec Napoléon III, son exil et son retour, la France entière qui pleure sa mort. Pour le reste de sa vie, il m'a fallu attendre de tomber malade pour découvrir enfin ses secrets qui sont encore aujourd'hui assez tabous.

Entre les conseils du docteur House, ajoutés aux émotions qui se dégageaient des carnets intimes de Victor Hugo, j'avais réussi à rassembler les pièces d'un puzzle que j'essayais de constituer depuis ma sortie de l'hôpital. Pour découvrir ou récupérer ces clefs mystérieuses du plaisir, ma démarche avait été finalement très empirique, semée d'embuches et d'échecs. Les visites d'Amandine avaient cessé très vite à partir du moment où elle m'avait fait comprendre que son rôle ne pouvait pas aller au-delà d'une remise en route technique. Je m'étais aperçu alors que la technique n'était rien sans inspiration, que le premier plaisir était d'aimer et surtout de se savoir aimer. Docteur House m'en avait convaincu… Victor Hugo, lui, m'a apporté ce vent de folie érotique qui avait une autre dimension que la pornographie.

Finalement, je me retrouvais avec un trousseau de clefs très simple.

La première de ces clefs aura été de trouver une oreille attentive.

La pire des choses qui me soit arrivé dans cette aventure aura été de me retrouver isolé. Seul à lire et interpréter les analyses, seul à affronter les médecins aussi, personne avec qui parler le soir, personne à qui se confier, personne qui soit assez intime pour me rassurer sur un terrain si secret. On ne dira jamais assez que pour défier une maladie, il ne faut pas être seul. Et pourtant, face à la maladie qu'on qualifie de « honteuse » ou d'« humiliante » on se cache. On préfère rester seul, mais c'est un mauvais choix. Le jour où je me suis reconnecté à cette oreille que je connaissais depuis longtemps, avec qui j'avais partagé tant de choses, mes neurones ont commencé à ranger le fond de ma tête qui, je dois le dire, ressemblait à un sinistre capharnaüm.

La deuxième clef aura été de faire repartir la machine.

Un peu comme on ferait redémarrer une vieille mais belle voiture qui n'aurait pas rouler depuis quelques années. Le sexe n'est pas un muscle, mais, à bien y réfléchir, il fonctionne comme un muscle : plus vous vous en occupez, plus vous aurez envie de vous en occuper. La masturbation a ceci de miraculeux qu'elle vous procure du plaisir en solitaire. C'est une banalité, mais vous n'avez besoin de personne dans les faits. Tous les adolescents le savent et se donnent du plaisir secrètement dès qu'ils le peuvent, sans demander la permission à qui que ce soit. Je dirais même que c'est l'un des exercices les plus agréables de la liberté individuelle. Le seul hic, c'est que passé 50 ans – et arrivant sur 60 ans après une vie un peu agitée et remplie –, la masturbation ne fait plus partie des pratiques sexuelles les plus répandues. À cet âge, on recherche davantage des exercices plus exotiques, à plusieurs par exemple, ou en fréquentant des clubs libertins. Mais quand vous sortez d'une ablation de la prostate, et que vous cherchez à tester votre potentiel érotique comme on dit chez Doctissimo, je ne crois pas que d'aller dans un club libertin soit la meilleure idée. Sauf le jour où vous avez trouvé la compagne qui a tout compris, parce que vous lui avez expliqué, et qu'elle accepte, complice, d'aller y passer une soirée. Quoiqu'il en soit, il faut faire redémarrer la machine ! À vous de choisir comment.

La troisième clef permet d'ouvrir toutes les occasions de réveiller la libido.

Il est essentiel de retrouver cette magie qui nous autorise l'envie d'avoir envie. Pour moi, et je le dis avec beaucoup d'honnêteté, ça passe par la séduction. Tous les moyens sont bons, pourvu qu'ils n'entravent pas la liberté des autres. Quand j'étais adolescent, j'avalais les cours et je courais après les filles sans trop de difficulté. Mignon, intelligent et drôle. C'était trop, mais ça marque. Quand on devient grand, il faut mériter de telles flatteries. Alors on travaille un peu, puis beaucoup. Mais en approchant 60 ans, vous vous retrouvez amputé dans votre virilité, vous avez du mal à imaginer que tous les gens que vous croisiez hier vont continuer de s'intéresser à vous. D'autant que vous vous enfermez dans un mutisme total… Jusqu'au jour où vous vous apercevez que vous pouvez faire rire et séduire. Jusqu'au jour où vous allez tout faire pour vous rendre agréable, désirable… Ce jour-là, vous aurez gagné. Complètement rassuré sur vous-même et les liens que vous pourrez tisser avec les autres. Mais là encore, il en faut du temps pour se retrouver en bon état.

À partir de ce jour, vous savez que vous pourrez tout tenter, votre misère personnelle va s'enfouir sous des montagnes de projets professionnels parce que le travail aura été une formidable thérapie. Cette misère va s'enfouir aussi dans les projets personnels les plus fous mais aussi les plus secrets.

La quatrième clef quant à elle ouvre la porte de toutes les escapades personnelles, érotiques et sexuelles.

Il ne fallait se priver de rien. Je me suis rendu compte qu'Internet offre une palette de possibilité extraordinaires et infinies pour vivre des expériences nouvelles. Mais contre toute attente, il m'a paru évident de fuir impérativement les sites pornographiques car ils ne sont d'aucune utilité dans la reconstruction sexuelle. Au contraire même, ils sont toxiques. Les valeurs que la plupart de ces sites portent et revendiquent sont au-delà des normes habituelles. Il faut donc les déconseiller à tous ceux qui cherchent à redémarrer leur propre machine sexuelle. Découvrir le sexe de Rocco Siffredi quand on est un homme qui a été obligé d'abandonner sa prostate au bloc opératoire est extrêmement traumatisant. Déjà que pour un être « normal », ses performances sont hors de portée, alors pour moi… J'avais eu l'impression en le regardant d'avoir été écrasé par un bulldozer et acquis la conviction que je ne m'en remettrai jamais. En outre, ses partenaires semblaient toutes bâties pour faire le marketing de la chirurgie esthétique des seins… Non, définitivement, ce spectacle n'était guère dynamisant pour ma libido.

En revanche, des réseaux sociaux très sages et très adultes comme Facebook ou LinkedIn sont des terrains de jeux bien fréquentés. Mieux fréquentés même que les sites de rencontre classiques, surtout quand ceux-ci ont cette particularité d'essayer de faire matcher des couples qui peuvent avoir, *a priori*, des affinités communes. En théorie, on gagne du temps. En pratique, je me voyais mal indiquer dans mon profil que ma principale caractéristique était de sortir d'une opération de la prostate…

Renseignement pris auprès de quelques amies qui m'avaient conseillé Tinder ou Meetic, il y avait assez peu d'hommes qui mentionnaient ce type d'avantage. En fait, il n'y en avait aucun. Je ne voyais donc pas pourquoi j'y serai aller avec ma triste vérité qui pendouillait entre mes jambes. Cela dit, j'ai regretté. Peut-être aurais-je pu attirer quelques femmes curieuses de voir un spectacle aussi singulier.

La cinquième clef permet d'accéder aux travaux pratiques. Enfin !

Il faut trouver dans son entourage quelques amies vaguement désœuvrées avec lesquelles vous ferez des exercices sexuels et/ou amoureux. C'est tout à fait possible lors d'une vie normale pour des êtres normalement constitués. Je dois reconnaître que c'est plus difficile lorsqu'on a été opéré de la prostate. Non pas que ça soit écrit sur le front (heureusement !), mais c'est écrit quelque part dans votre tête. Le blocage ne vient donc pas des autres, mais de soi-même. Il faut alors se surpasser pour assouvir cette envie, à condition de ne blesser ou trahir personne. Ressortir la panoplie du séducteur et, si possible, rester discret.

Dans le milieu de la télévision (mais pas que), je dois dire que la plupart des hommes ont un talent fou et une facilité rare pour mettre en pratique ce genre d'expérience. Ce que je m'autorisais avant d'être touché par cette saleté, pouvait donc m'être aussi permis après. Ça le fut, certes, mais avec beaucoup de difficultés. J'avais toujours cette impression étrange que mon costume de séducteur était désormais tacheté de métastases et que ce qui m'était arrivé se voyait comme le nez au milieu de la figure. Mon plus gros effort a donc été de me débarrasser de cette obsession et de reprendre peu à peu confiance en moi, même si je me suis aperçu que, si le cancer fait peur, celui de la prostate paralyse les autres, et surtout les femmes. Or, il n'y a que les femmes qui m'intéressent, cette reconquête n'était pas des plus faciles. Mais, là encore, avec une certaine obstination, la situation a pu changer. Don Juan pouvait enfin redevenir celui qu'il était.

Ce qui est curieux d'ailleurs, c'est qu'une fois que vous avez trouvé la compagne idéale qui comprend tout avant même qu'on lui ait expliqué la situation, l'envie de multiplier les conquêtes sexuelles tombe et disparaît. Les coups d'un soir qui amusent, occupent et rassurent n'ont plus aucun intérêt. Le jeu n'est pas fini, il s'est simplement déplacé sur un terrain différent. L'âge, comme l'affection et l'amour prennent une place qu'on ne soupçonnait pas ou qu'on ne soupçonnait plus.

La sixième clef m'a été offerte par au moins quatre médecins à qui j'ai demandé conseil.

Parmi ces médecins figurait le fameux docteur House, celui qui m'avait débloqué la tête comme un rhumato décoince en un tour de main le nerf sciatique. Cette sixième clef, on la retrouve chez Victor Hugo qui l'a abondamment décrite. Elle consiste à expliquer que le plaisir sexuel ne vient pas exclusivement de la pénétration, mais d'une multitude de caresses, d'attentions, de musiques et de dialogues aussi. Même si ces recommandations semblent d'une banalité affligeante, elles sont pour celui qui a été opéré de la prostate et qui est poursuivi par la hantise de ne plus bander assez fort une bouée de sauvetage, voire une formidable bénédiction ! Avec un peu d'entraînement, l'imagination déborde. À notre époque, si on veut s'amuser, on peut également se tourner vers les sex-toys qui se sont démocratisés, malgré la vague de puritanisme ou grâce à #MeToo qui a remis les pendules à l'heure en sanctuarisant le consentement mutuel.

La septième et dernière clef est terrible, mais elle fait un bien fou.

Le chemin semé d'embûches que j'ai emprunté m'a permis de prendre conscience qu'il était intéressant de vieillir. Avec un peu de chance, ce qui nous parait à tous être une épreuve redoutée n'est pas si difficile à accepter. Les hommes sont, au fond, un peu comme les bouteilles de vin de Bordeaux ou de Bourgogne : en général, ils se bonifient avec les années, malgré les épreuves et les souffrances diverses. Pendant tout ce temps passé à vieillir, je me souviens d'un texte que je me passais en boucle et qu'il m'arrive encore d'écouter parfois. Une chanson, intitulée *Maintenant je sais*, écrite par Jean-Loup Dabadie et merveilleusement lue, récitée et chantée par un Jean Gabin superbe de fierté et de détermination : « Maintenant je sais, je sais qu'on ne sait jamais ! »

Peut-être un peu simple ou facile, mais à l'opposé du pessimisme. Parce que « si je ne sais rien », c'est que tout est à apprendre, que la vie reprend et qu'elle est là, devant soi.

14

J'ai réussi à relever le défi

Je devais me rendre à l'évidence et accepter la réalité. Si le cancer de la prostate est tellement tabou c'est bien parce qu'il touche à la capacité sexuelle des hommes et hypothèque leur pouvoir de mâle. Exactement comme le cancer du sein chez la femme qui se sent atteinte dans sa féminité. Le cancer de la prostate empêche l'homme de se reproduire, et peut le priver de jouir ou de faire jouir. Le cancer du sein prive la femme d'une de ses fonctions biologiques qui serait de nourrir ses petits mais supprime aussi une des armes les plus spectaculaires de la séduction et du plaisir sexuel.

Il faut donc s'organiser pour prendre son plaisir autrement. Après des heures d'insomnie, des pages et des pages de Victor Hugo ou d'Émile Ajar, on se débrouille. C'est extraordinaire l'imagination qu'a un homme pour découvrir les moyens de prendre du plaisir parce que, quand ça marche dans la tête, ça marche partout où les sens peuvent encore donner des papillons dans le ventre. Docteur House le sait bien, la petite Amandine l'avait compris.

Le cancer de la prostate remet en cause tellement de choses dans la vie, à commencer par les rapports aux autres. Comment séduire encore – c'est là une des obsessions masculines –, quand l'arme de séduction devient une arme de dissuasion, massive ou pas, qui ne fonctionne plus ou mal ? Comment la faire repartir ?

C'est compliqué, mais c'est faisable. C'est long, mais on n'est pas trop pressé par le temps puisque le cancer ne nous poursuit plus (enfin celui-là).

Pour ma part, il me fallait relever trois défis, participer à trois challenges.

Le premier était d'accepter que sur le plan sexuel, rien ne serait plus comme avant. Mais que ça pouvait être meilleur qu'avant ! Moins conventionnel peut-être, avec dans l'esprit le désir de ne se priver de rien. Tout oser pourvu que l'on respecte les autres, leurs envies et leurs limites. Pourvu que l'on reste aussi dans le cadre de la morale qui s'impose si on veut continuer à garder du lien social. Je connais des amis proches, atteints du même mal et qui, pour satisfaire leurs envies, ont une interprétation personnelle des normes morales. Je ne les juge pas, je leur resterai fidèle, mais je sais qu'ils ont perdu quelques-uns de leurs amis chers qui n'ont pas compris que cette saleté de cancer avait changé leur vie et que pour s'empêcher de sombrer, on pouvait se permettre un peu n'importe quoi à condition que ça ne gêne personne, sauf ceux qui pensent que cette maladie est une punition divine. Alors j'ai fait ce que je ne faisais jamais avant quand tout allait bien. J'ai plongé avec Houellebecq dans le monde glauque des escorts (tout est vrai dans ses romans). J'ai fréquenté tout ce qui était fréquentable en secret, la nuit comme en plein jour, des clubs libertins, aux Chandelles, aux coquines de la rue.

Le deuxième défi était d'accepter la relation amoureuse, celle qui est profondément enracinée en soi-même. C'est assez paradoxal, mais cette galère a finalement été supportable parce que ma femme, qui est mon ex, m'a accompagné. Plus de la moitié des couples où l'homme subit une ablation de la prostate explosent en plein vol. Pour ces hommes qui se retrouvent seuls avec leur handicap, c'est la Bérézina. De mon côté, j'ai eu de la chance. Mon couple avait explosé avant, et il s'est reconstitué après. Je mesure tous les jours l'importance d'avoir une relation solide pour traverser cette épreuve. Alors ce n'est évidemment pas l'amour passionné dont on rêve à 20 ans, c'est davantage une reconstruction à partir d'un terrain commun et de la restauration de ce qui existait. La recherche de nouvelles zones érogènes va prendre du temps, mais apporter beaucoup de lien. Et puis, il y a les jeux à deux, les paris, les défis, les emmerdes aussi, qu'il faut là aussi résoudre à deux. Bref, beaucoup d'amour dans tout cela, beaucoup d'érotisme papillon comme disent les asiatiques qui s'embrassent avec les cils. Comme le chantait Brel « se toucher du bout des yeux », c'est plus sensuel qu'on ne le croit. Et puis, partager des secrets. C'est fou ce qu'un opéré de la prostate accumule comme secrets qu'il ne pourra jamais raconter. Parce que tout le monde s'en moque et ceux qui ne s'en moquent pas se retournent, choqués. La seule personne qui peut entendre ces turpitudes doit vous aimer fort, véritablement fort…

Le troisième défi est sans doute le plus difficile : accepter de voir son corps vieillir. Tout le monde est confronté à cette épreuve, les hommes comme les femmes.

Les femmes qui sont opérées du sein s'arrangent pour que ça ne se voit pas trop. Dans leur tête, l'idée de cancer leur mange l'énergie qui leur reste dans les neurones jusqu'au jour où elles assument. La plupart de celles que je connais ont fini par assumer, souvent grâce à la chirurgie plastique et reconstructrice. Les plus fortes militent même pour aider les autres. Chez les hommes, l'opération de la prostate ne se voit pas de l'extérieur (enfin je crois !), mais elle n'est pas plus supportable que l'opération du sein.

Alors si ce type de cancer fait si mal et perturbe autant les hommes – au point de préférer souvent prendre le risque de mourir plutôt que d'être opéré –, c'est parce que c'est un marqueur du vieillissement. Il faut accepter l'évidence : le cancer de la prostate est une maladie de vieux qui apparaît avant qu'on le soit vraiment. C'est d'ailleurs cela qui est terrible. Accepter l'évidence. Le cancer est corrélé à l'âge et donc à la vieillesse. Essayer de le décorréler et de croire qu'on reste jeune nous conduit droit au fiasco. Il faut donc assumer ce fait là. Incontournable pour ne pas vivre comme un vieux justement. Travailler, faire des projets et profiter de la vie qui nous reste et qu'on vient de gagner.

Il existe en France une association d'urologie qui réalise un remarquable travail de pédagogie et d'éclairage. L'Association française d'urologie (AFU) a conçu une enquête qui permet de se donner des points de repères. Cela m'a beaucoup aidé à comprendre, parce que le cancer de la prostate n'est décidément pas un cancer comme les autres. J'en avais l'appréhension avant de savoir, j'en ai eu la conviction après être sorti de cette galère. Il fallait comprendre ce séisme et réussir à l'expliquer pour mieux l'assumer.

Comme disent les médecins un peu psy, la prostate cristallise sans doute tout ce que l'homme associe à son identité de mâle, on l'a vu chez les princes qui nous gouvernent mais pas que. Identité du mal ou du masculin : séduction, sexualité, jeunesse, vigueur, puissance, autorité, pouvoir, fertilité… La prostate est immédiatement associée à deux notions : la procréation et la sexualité, c'est-à-dire le plaisir sexuel, la vitalité et la jeunesse, un besoin de posséder aussi. À partir de là, les pathologies de la prostate nous font entrer automatiquement dans une logique de dégénérescence et cette logique est évidemment anxiogène. Qu'on le veuille ou non, cela marque une rupture symbolique mais violente entre la période de plénitude de la masculinité (réelle, potentielle ou fantasmée) et des dimensions angoissantes et morbides.

J'ai découvert une vulnérabilité que je refusais d'envisager parce qu'elle était liée au vieillissement que je ne voulais pas admettre. Les pathologies de la prostate génèrent un tel sentiment de frustration qu'elles en sont inacceptables. Elles créent un sentiment tellement inhibant qu'on les nie le plus longtemps possible. Dès qu'on sait que le cancer est là, on est écartelé entre l'impression (la certitude même) de pouvoir continuer à plaire et l'angoisse d'être incapable de satisfaire son ou sa partenaire. Les pathologies de la prostate sont chargées de toutes ces peurs liées à la dégénérescence. Ce sont les pires marqueurs du vieillissement. L'autre étant l'Alzheimer, bien sûr, mais l'Alzheimer a « l'avantage », si j'ose dire une énormité, de nous extraire de la réalité. De déresponsabiliser le malade. Le cancer de la prostate, au contraire, renvoie en permanence à sa propre identité. Sa propre réalité. Une réalité très différente de celle que les autres perçoivent. Tous vous considèrent comme normalement constitué, mais vous vous sentez amputé d'une partie de vous-même, et ça n'est pas faux.

Les décisions à prendre sont nombreuses : choisir ou pas de se faire dépister, choisir le protocole de traitement, choisir entre se faire soigner ou ne pas le faire, sans parler du choix du risque. C'est un parcours sans fin. Un pari comme au poker. Les hommes n'ont donc aucune envie d'aller consulter. Trop d'embuches. Trop d'incertitudes. J'ai découvert mon taux de PSA par hasard. Je n'avais pas envie de basculer du jour au lendemain dans un univers médicalisé et angoissant. Pas envie du toucher rectal. La révélation de ce cancer fonctionne comme un écroulement intime. C'est quasiment une castration. Le pire, c'est que vous êtes responsable de cette castration puisque vous l'avez choisie en toute connaissance de cause. C'est-à-dire que l'on essaie de croire que les plaisirs de la vie seront sauvegardés, mais, en réalité, tout sera différent.

Je fais partie de ceux qui, comme beaucoup, pensent que leur corps leur envoie des messages sur leur état de santé. Ça peut être un mal de tête, une fatigue passagère ou une alerte au niveau du cœur. Fort de ces messages, je me soigne, je me traite et je change mon alimentation. Parfois je vais voir un médecin, parfois j'hésite. J'ai toujours cette trouille qu'il m'annonce quelque chose de grave. L'inverse des hypocondriaques qui croient être touchés par toutes les maladies de la planète et passent leur temps chez leur toubib.

Ce qui est important dans la relation qu'on a avec sa propre santé, c'est l'analyse des symptômes. Dans la majorité des cas, ces symptômes se traduisent par un dysfonctionnement ou une douleur qui peu à peu devient insupportable. Eh bien, dans la plupart des cas, « la prostate est complètement étrangère à ce système ».

L'association française d'urologie (AFU) a très bien démontré ce phénomène qui rend le cancer de la prostate aussi pervers.

La prostate est silencieuse, elle ne fait aucun mal, du moins au début d'où la difficulté de s'intéresser à elle avant l'apparition de problèmes avérés (difficultés pour uriner, douleurs locales…) mais tardifs, quand le spectre du cancer est déjà présent. Ne pas avoir de problème, ne rien ressentir sont synonymes de bonne santé, de tonus, de virilité. Sans compter que c'est une maladie de vieux et qu'on n'est pas vieux, jamais !

Le silence de l'État (pas de grande campagne de santé publique), des médias et des médecins généralistes conforte cette indifférence pratique. Personne ne m'a suggéré ou incité à me faire dépister. Plus grave, l'idée même d'évoquer des problèmes sexuels est exclue. Y compris avec son médecin généraliste.

Or, il existe une majorité d'hommes âgés de 50 ans ou plus qui aimeraient bénéficier d'une prise en charge et d'une aide. Où aller ? À qui s'adresser ? Et comment ? En réalité, les pannes sexuelles arrivent bien plus souvent qu'on ne voudrait nous le faire croire. Le seul problème, c'est que personne ou presque ne semble en mesure de dire si ces pannes sont le résultat d'un premier dysfonctionnement de la prostate, la manifestation d'un stress professionnel ou une perte de confiance en soi.

Je suis donc convaincu que, comme pour le cancer du sein, les hommes aussi ont besoin d'une réelle prise en charge qui engloberait à la fois la question du cancer, son dépistage, son traitement mais aussi celle du vieillissement ou de la sexualité pour gérer l'avant et l'après du traitement.

La vie d'une femme est rythmée par des grandes étapes, allant de la puberté à la ménopause en passant par les grossesses. La vie d'un homme est considérée comme assez linéaire, il passe directement de l'adolescence à la grande vieillesse. Ce qui lui permet de croire qu'il pourra vivre presque normalement jusqu'à la veille de sa mort. La télévision et le cinéma véhiculent ce type de stéréotype. On n'imagine pas Michael Douglas atteint du cancer de la prostate (et pourtant) et encore moins George Clooney.

Alors quand survient la découverte du cancer, nous nous projetons assez facilement au stade final en mélangeant toutes les conséquences et tous les effets : problèmes urinaires, impuissance, troubles érectiles, infertilité… On se focalise sur un seul type de traitement : l'ablation, parce que c'est actuellement le seul qui apporte la quasi-certitude d'avoir éradiqué le cancer, mais l'ablation ouvre la porte a tellement de dégâts collatéraux qu'on retarde le moment où on va accepter l'intervention. Encore un an, monsieur le bourreau. Jusqu'au jour où ça devient insupportable, jusqu'au jour où c'est trop tard.

Alors qu'on pourrait prévenir, intervenir. Mais qui le dit, qui l'explique, puisque les médecins eux même n'en parlent pas ?

Selon l'AFU, les hommes, qui ne se sont pas fait examiner, pensent que les pathologies de la prostate concernent une tranche d'âge largement supérieure à la leur (70 ans *vs* 50 ans). Ils croient que les facteurs génétiques ou héréditaires sont déterminants. En l'absence de cas dans leur famille, ils se sentent protégés. Foutaises que tout cela. Je n'avais aucun antécédent familial. La génération de mes parents n'a jamais bénéficié de l'espérance de vie suffisante pour être touchée par le cancer. La mort leur sauvait la vie en quelque sorte. Enfin, les hommes ne font pas confiance à leur médecin généraliste pour une pathologie qui leur semble grave, avec des conséquences lourdes et préfèrent attendre, attendre encore, et, pour finir, aller voir l'urologue.

Quoi dire, quoi faire ? Dénoncer l'omerta du système de santé qui ne considère pas la gravité et les particularités de ce cancer ? C'est à nous, les hommes, de nous battre contre le silence qui entoure ce type de cancer qui, il faut le répéter, n'est définitivement pas comme les autres. Je voudrais de tout cœur que ce récit de dix ans de galère parvienne à vous convaincre de vous faire dépister !

Soyons sérieux. J'en suis sûr désormais : la découverte de ce cancer n'implique aucunement la fin de votre vie sexuelle, pas plus qu'une consultation n'ouvre la porte au cancer. Soyez rassuré sur ce point essentiel. Faute de dépistage volontaire, il faudra donc peut-être se résoudre à le rendre obligatoire dans un avenir proche parce que vivre avec, sans le traiter, est tout bonnement insupportable.

L'AFU a, de son côté, multiplié les études qui prouvent la nécessité du dépistage. Lui seul est porteur de bénéfices psychologiques et physiologiques du point de vue de la virilité : tonus sexuel, vigueur, séduction toujours à l'œuvre.

Cette communication demande un travail titanesque de la part de tous les soignants d'une part, mais aussi de tous les malades d'autre part, au profit de ceux qui le seront peut-être un jour.

« L'enjeu, c'est de protéger ou construire une image valorisante de l'homme qui prend soin de sa prostate : un “vital sexuel”, c'est-à-dire un individu/acteur qui met tout en œuvre pour conserver son capital sexuel, qui anticipe et refuse une approche fataliste du temps, du vieillissement et de la dégradation[1]. »

Il faut donc expliquer sans cesse que le symptôme perçu est déjà une pathologie, qu'il est dangereux d'attendre et surtout rassurer sur les conséquences des traitements. L'évolution de ceux-ci, de moins en moins invasifs, rassure aussi sur les conséquences de la découverte d'une pathologie. Enfin, s'il ne reste

1. https://www.urologie-sante.fr/base-bibliographique/la-prostate-symbole-de-la-vulnerabilite-masculine-une-enquete-qualitative-afu

qu'un moyen pour s'extraire de la désolation personnelle, il faut se rappeler que les histoires de prostate ne sont pas que de banales histoires de cul et se souvenir de Georges Clemenceau : « Il y a deux organes inutiles, la prostate et… la présidence de la République ! » Une pirouette d'homme d'État incapable d'aborder le dossier.

Les hommes politiques devraient être les premiers pédagogues en matière de santé. Pour le moment, la plupart sont d'une lâcheté coupable. Ils sont incapables d'en parler, incapables de donner l'exemple, de soutenir, de déculpabiliser. Les maladies de la prostate sont des caricatures de secrets d'État.

15

Classées secrets d'État

De Donald Trump au général de Gaulle, en passant par François Mitterrand, on n'a jamais parlé du mal qui les a touchés. Depuis qu'on a découvert ce type de cancer, les prostates ont toujours été classées secret d'État.

L'humour, c'est le moyen que le Tigre de la IIIe République avait choisi pour assumer le mal qui a miné sa fin de vie. Il en a rarement parlé. Le sujet était encore plus tabou qu'aujourd'hui. Quand il s'est mis à en parler, il l'a fait sans retenu et son courage a été de traiter le mal par la plaisanterie. La réalité, c'est qu'il s'est mis à en parler quand sa carrière a été bel et bien terminée.

Winston Churchill, dont l'humour était encore plus corrosif, s'en était tiré, lui, avec des pirouettes du même ordre. Le vieux lion est mort à 90 ans des suites d'une attaque cérébrale, mais on sait peu de chose sur les causes des affreuses douleurs qui ont marqué la fin de sa vie. Ce qu'on sait, c'est que son petit-fils qui porte le même nom et le même prénom – et qui a fait de la politique au parti conservateur britannique –, est mort en 2010 des suites du cancer de la prostate. Il est mort en ayant eu le temps et la force de faire une campagne de sensibilisation aux risques de ce cancer, en mettant l'accent sur les facteurs génétiques qui devraient inciter les personnes à risques à se faire dépister très tôt. C'est le seul indice qui nous permettrait d'éclairer un peu la fin de vie de son célèbre grand-père. Le cancer de la prostate était dans la famille.

Jusqu'à la fin du XIXe siècle, on connaît peu de choses sur les personnages de l'histoire, qu'ils soient politiques ou non, et leur sensibilité au cancer de la prostate. On sait que les maladies sexuellement transmissibles, comme la syphilis, ont fait des ravages chez les souverains de l'Ancien régime. Mais il faut dire que jusqu'au XIXe siècle les conditions d'hygiène étaient déplorables. Versailles était sale et les nobles y mouraient beaucoup plus vite que s'ils étaient restés dans leur château de Province où l'eau était sans doute de meilleure qualité.

Si les hommes politiques ont été dans l'ensemble épargné par la vengeance de Dieu, c'est qu'ils mouraient jeunes. L'espérance de vie a commencé à s'allonger avec l'amélioration des conditions de vie, à la fin du XIXe siècle et au début du XXe siècle. Mais à partir du XXe siècle, et plus précisément après la

Seconde Guerre mondiale, le cancer de la prostate est devenu un secret d'État. Pas question d'avouer le mal, pas question d'en parler. Hier comme aujourd'hui.

Le cas le plus troublant ces dernières années est celui de Donald Trump. Tous les confrères journalistes américains en conviennent, il y a un secret sur la chevelure de Donald Trump et ce secret en couvre peut-être un autre sur l'état de sa prostate. Lors de sa première campagne présidentielle en 2018, Donald Trump avait fait de ses cheveux une signature marketing, une marque de fabrique. À l'âge où beaucoup d'hommes perdent leurs cheveux et essaient de dissimuler leur calvitie disgracieuse, le futur Président des États-Unis avait fait de ses cheveux un marqueur de vitalité et même de « mâle triomphant ».

Du coup, pendant de nombreux mois, la presse et les agents de renseignements du monde entier ont spéculé sur la recette qui permettait ce résultat aussi spectaculaire que miraculeux. C'est le médecin particulier du Président qui a vendu « la mèche », si on peut dire, en révélant le secret de cette abondance d'un jaune poussin dont l'entourage est si fier.

Selon la presse américaine qui rapportait la confidence de ce médecin, le Président serait traité avec un médicament nommé finastéride, très connu des dermatologues pour lutter contre la calvitie. Ce qui a permis au médecin de dire que le Président avait tous ses cheveux, lui !

En réglant ce débat, le médecin particulier du président en a toutefois ouvert un autre. Et la presse americaine en a fait ses manchettes. Quant aux réseaux sociaux, ils débordent encore de sarcasmes. Ce médicament, la finastéride, est certes utilisé contre la perte de cheveux, mais ça n'a jamais été sa finalité première. Ce médicament a été développé au départ, et testé avec succès, pour lutter contre le cancer de la prostate. Il a pour effet de faire tomber le taux de PSA (l'antigène prostatique spécifique) et, de fait, on sait par les bulletins de santé que le taux de PSA du président est extrêmement bas.

Pour les partisans de Trump, c'est la preuve qu'il n'a pas de cancer. Pour d'autres plus sceptiques, c'est peut-être la conséquence du traitement d'un cancer par la finastéride, qui entraîne du même coup la pousse des cheveux. Débat cornélien. Débat sans fin scientifique où les intérêts politiques ne sont pas absents.

La finastéride est commercialisée en France sous le nom de Propecia. C'est un médicament autorisé en France contre la calvitie masculine pour les hommes âgés de 18 à 45 ans. Ceci dit, l'Agence du médicament, qui en a autorisé la vente en 1999, a précisé que le médicament pouvait être utilisé dans le traitement du cancer, mais a prévenu qu'il avait des effets sur la libido et l'érection. Et quand les scientifiques disent qu'il a des effets, ils parlent d'effets négatifs.

C'est-à-dire qu'on retrouve dans les effets secondaires du médicament les dégâts collatéraux à une ablation ou un traitement de la prostate.

Le président François Mitterrand avait été d'une habileté redoutable en taisant complètement la réalité de ce dont il souffrait. Il faut dire que dans les années 1980, les réseaux sociaux n'avaient pas le pouvoir qu'ils ont aujourd'hui.

Quand le général de Gaulle a été opéré de la prostate, le silence a été aussi total. On était en 1965. Il a fallu attendre 1988, l'année où François Mitterrand se présente pour un deuxième mandat alors qu'on commence à dire en coulisses qu'il souffre du cancer. À ce moment-là, Gilbert Mitterrand, le fils du président déclare sur TF1, par adresse ou par habileté politique, que le général de Gaulle avait été opéré d'un cancer de la prostate le 17 avril 1964, ce qui ne l'a pas empêché d'être candidat à la présidence de la République et d'être réélu. Là encore, l'intention politique est claire : « Si de Gaulle l'a fait, mon père peut le faire. »

Officiellement, le mutisme est total parmi les proches de Mitterrand.

Cependant, le fils du général de Gaulle, l'amiral Philippe de Gaulle, sénateur RPR, réplique au fils de Mitterrand en niant ses propos. Il se veut catégorique, « mon père, le général de Gaulle n'a eu à suivre aucune espèce de cancer, sinon il se serait retiré avant l'élection présidentielle pour écrire ses Mémoires. »

Et il ajoute que, le 17 avril 1964, le général de Gaulle avait été opéré à l'hôpital Cochin d'une prostate qui l'avait gêné durant un assez long voyage aux Antilles et en Amérique centrale du 15 au 24 mars précédent.

En fait, l'information avait été donnée à l'époque par l'agence France-Presse (AFP), mais reléguée aux Archives nationales qui a fait sortir le document bien après la mort du général. Le texte est clair : « Le général de Gaulle a subi vendredi matin à l'hôpital Cochin une intervention chirurgicale. Il s'agit de l'opération de la prostate. Elle a été pratiquée par les professeurs Pierre Aboulker et Roger Couvelaire, de la faculté de médecine de Paris, tous deux spécialistes des voies urinaires. Selon des informations puisées à bonne source, l'opération, qui ne présentait pas un caractère d'urgence, se serait déroulée de façon entièrement normale et l'état du malade serait, selon l'agence France-Presse, très satisfaisant. » L'AFP ne prend aucun risque, elle cite le communiqué qui banalise l'affaire avec une prudence redoutable.

L'amiral de Gaulle corrige la date donnée par Gilbert Mitterrand (ce qui n'est pas neutre), mais ne précise pas si, au cours de l'opération, on a trouvé des cellules cancéreuses ou pas. Ça pouvait n'être qu'un simple adénome. Quinze jours après avoir été opéré de la prostate, le général de Gaulle écrit à son beau-frère, Jacques Vendroux, avec qui il entretient de longue date une relation de confiance très forte :

« Mon cher Jacques, avec retard dont je m'excuse, je vous adresse mes meilleurs souhaits de fête. En même temps, je tiens à vous dire combien j'ai été sensible à votre fraternelle pensée et à celle de Cadu. L'épreuve est maintenant surmontée. Reste à trouver une période de convalescence (...) Toutes mes meilleures affections. Votre frère, Charles de Gaulle. »

Cette lettre est datée du 3 mai 1964. Il a été opéré, l'amiral confirmera l'information de l'AFP, le 17 avril 1964, par le professeur Aboulker, le grand ponte de l'urologie à Cochin à cette époque.

A priori, on n'en sait pas davantage sur le mal dont souffrait de Gaulle. La vérité se cache dans le secret des archives de Cochin. Un seul élément sur de Gaulle, qui aurait été dit à un de ses compagnons d'armes qui l'interrogeait sur la rumeur concernant la prostate :

« Vous savez, j'ai encore l'âge, la force et l'envie de faire de la politique au service de la France, mais je n'ai plus l'âge, ni l'envie de trouver dans ma prostate une quelconque utilité. » C'est une forme d'aveu. En fait de Gaulle en revient à Georges Clemenceau.

On trouvera peut-être aussi dans les mêmes archives la vérité sur la prostate de François Hollande. En février 2011, un mois avant de se déclarer candidat à la primaire socialiste en vue de la présidentielle, François Hollande se fait opérer de la prostate. Il n'en a pas dit un mot pendant la campagne. Cette information sera dévoilée par France Info le mercredi 4 décembre, elle est confirmée quelques minutes plus tard par l'Élysée, qui en minimise la gravité : « François Hollande a bien été hospitalisé pendant quelques jours, en février 2011, au service d'urologie du CHU Cochin, à Paris, pour une hypertrophie bénigne de la prostate. À la suite de cette intervention, aucun suivi médical n'a été jugé nécessaire. » Point barre !

Si le communiqué dit vrai, l'opération est banale et bénigne. Alors pourquoi ne pas en avoir parlé ? Selon les spécialistes de la politique, il risquait de polluer sa campagne et de la perdre.

Depuis Georges Pompidou, qui n'avait que des maux de tête, à François Mitterrand chez qui on n'a jamais déclaré le moindre dysfonctionnement, alors que, et on le sait maintenant, le corps médical a considéré sa survie comme un miracle, les médecins personnels et les entourages ont toujours protégé les gens de pouvoir.

À Paris, à l'hôpital Cochin se trouve une salle où sont conservées les archives certainement remplies de secrets d'état… parce que Cochin a une réputation internationale en la matière. Beaucoup de chefs d'État, dont ceux d'Afrique et d'Asie, s'y font diagnostiquer et soigner. Des personnalités de l'Europe de l'Est ou même des cardinaux du Vatican. Le cancer de la prostate ne s'attache ni à la couleur de la peau, ni au courant politique, ni à la religion. Les chefs d'entreprises européens sont aussi nombreux que les hommes politiques à être passés par Cochin, mais on ne le sait pas. Là aussi, secret non pas d'État mais secret de la vie des affaires. On ne dira pas que Cochin est à l'urologie ce que Louis Vuitton est à l'industrie du luxe, mais on pourrait.

De l'avis de beaucoup de médecins, si les interventions sur la prostate restent si discrètes et si protégées, c'est parce que le sujet est entouré d'une pudeur extrême qui interdit toute communication. Les maux qui affectent la prostate sont sanctuarisés. On n'en parle pas. On fait comme si ce type de cancer et sa douleur n'existaient pas. Chez les grands comme les plus modestes.

Ceci étant, la vraie raison, la plus intime, est quasiment inavouable. Le cancer de la prostate est attaché au risque évident de l'impuissance sexuelle. L'homme de pouvoir ne peut pas accepter de souffrir d'une impuissance, quelle qu'elle soit, et, surtout, il ne peut tolérer la moindre publicité sur ce mal.

Le risque serait trop grand : il serait dévalorisé aux yeux de son peuple, de ses électeurs, de ses clients, de ses salariés, de ses actionnaires, en somme, aux yeux de tous ceux dont il est redevable.

Depuis la nuit de temps, le pouvoir s'accompagne d'une sexualité exacerbée, qui parfois dérape dans des situations abusives. Napoléon III avait une réputation qui participait grandement à son image de réformateur industrieux. Mais Dominique Strauss-Kahn qui avait, dit-on, les mêmes tentations, en a perdu sa carrière parce que l'époque a changé et que la morale tolère les males triomphants et les signes extérieurs du pouvoir à condition qu'ils ne transgressent pas la loi.

Depuis l'Antiquité, « le pouvoir a quelque chose d'érotisant. En détenant une parcelle de pouvoir, l'homme devient désirable », comme disait Lacan. César collectionnait les aventures jusqu'au jour où il est tombé sous le charme de Cléopâtre qui était sans doute pire que lui encore. Henri IV, qu'on appelait le « Vert-Galant », aurait eu jusqu'à 70 maîtresses, mais il faut dire aussi qu'il était entouré de « Mignons ». On pourrait allonger la liste des chefs d'État, ou d'hommes détenteurs de pouvoir en France comme à l'étranger.

Alors beaucoup de psychanalystes et d'historiens se sont penchés sur ce phénomène et ils ont donné moultes interprétations qui reviennent toujours à la corrélation entre l'essence même du pouvoir politique ou financier et le pouvoir de l'homme dans la sexualité.

L'érection est le moyen de jouir et de faire jouir. C'est le moyen d'exercer son pouvoir et aussi de vérifier qu'on en a. « Je baise qui je veux, quand je veux, donc je suis puissant. » Cette phrase a été attribuée à Napoléon III dans les gazettes qui avaient baptisé le Second Empire, « l'Empire des sens ». Les partisans de Napoléon III – et notamment Morny qui protégeait l'image de son demi-frère comme la prunelle de ses yeux –, l'attribuaient à Victor Hugo, ennemi juré de l'Empereur mais avec lequel il partageait le même appétit sexuel.

L'opinion publique veut des gouvernants puissants parce que s'ils sont puissants, ils seront rassurants et protecteurs. Qu'ils soient rois, empereurs, dictateurs ou simplement élus de façon démocratique, ils ne peuvent pas être impuissant. Ils ne peuvent pas avoir de troubles de l'érection. Louis XIV traversait la galerie des glaces au moins une fois par semaine pour que la cour sache qu'il allait honorer la reine. Il était donc en bonne santé. D'autant que les autres jours, il « jouait » avec ses maîtresses qui ne se privaient pas de raconter à la cour ses exploits. C'est d'autant plus vrai que jusqu'aux XVIe et XVIIe siècles, les troubles de l'érection étaient punis par la loi. Il arrivait que les aristocrates soient traînés en justice par leur maîtresse ou leurs compagnes devant le tribunal de l'impuissance si jamais ils n'avaient pas été à la hauteur de leurs promesses. Les promesses étaient assez ubuesques, mais le prévenu était humilié et souvent obligé de dédommager sa femme.

Le cancer de la prostate est apparu au début du XXe siècle, avec l'allongement de la durée de vie. Mais comme il touche à l'appareil génital de l'homme et affecte souvent l'érection, il est vécu comme une maladie honteuse et humiliante par les hommes en général, mais plus particulièrement par les hommes de pouvoir.

D'où le secret absolu. D'où, jusqu'à une époque récente, l'absence de dépistage.

Le dépistage n'est toujours pas organisé contrairement à celui du cancer du sein. Les femmes se sont battues pour qu'il le soit. Les hommes n'en ont jamais officiellement parlé. Le corps médical est d'ailleurs partagé. Les médecins ont constaté qu'il leur était presque plus difficile d'annoncer un cancer de la prostate surtout si on le dépiste au début plutôt que toute sorte d'autre cancer. On sait que les chances de guérir sont grandes et que les dysfonctionnements urinaires ou sexuels sont le prix à payer pour la survie du patient. Mais on n'en parle pas. Parce que le médecin sait qu'une fois sur deux, le patient qui ne souffre pas ne voudra pas prendre le risque de perdre ses érections.

Quant à trouver une majorité politique pour demander une mise en place d'un dépistage organisé, même pas en rêve. Jamais. Non pas parce qu'il y a un risque de mort, mais à cause des effets secondaires qui peuvent être insupportables et surtout complètement tabous, même lors d'une opération d'un adénome bénin qui s'avère sans danger pour l'avenir. On rétablit la fonction urinaire, mais on abîme souvent la fonction d'éjaculation externe. On hypothèque alors la qualité de l'érection, et, du même coup, on freine la libido.

Bref, le malade, tout président qu'il soit, doit réapprendre à « baiser » s'il en a encore envie.

Ajoutons que, selon les statistiques, il n'y a pas que les opérés de la prostate qui ont du mal à « bander ». En général, les hommes ne s'en vantent pas. Ils assument les pannes sexuelles sans se plaindre. Parce qu'ils n'ont souvent personne à qui se plaindre.

La nouvelle génération de médecins s'avère plus favorable au dépistage systématique. Sans le crier sur tous les toits d'ailleurs. Ils sont nombreux à demander une mesure de PSA lors d'une analyse de sang banale. Ils le font pour les patients âgés de 45 à 50 ans, ou plus. Cette nouvelle génération le fait principalement pour deux raisons qui sont liées : d'une part parce que l'espérance de vie s'est considérablement allongée au cours des trente dernières années. On est arrivé a presque 90 ans pour les hommes de 50 ans.

D'autre part, parce que on a constaté que les dysfonctionnements de la prostate apparaissaient chez des sujets plus jeunes à partir de 40 ans chez qui la durée d'évolution du cancer est à peu près la même, en moyenne dix années.

Ces données signifient une chose simple : le malade à qui on diagnostique un cancer à 45 ans et qu'on va traiter rapidement a une chance de profiter de son espérance de vie jusqu'à 90 ans. Si le même patient atteint d'un cancer n'est pas diagnostiqué ou traité, son risque est de mourir quelques années plus tard et de perdre presque vingt ans de vie.

Face à cette situation, le dépistage devrait s'imposer. Il se fait d'ailleurs plus souvent chez les catégories sociales plus favorisées comme les CSP+ qui rassemblent des hommes de pouvoirs, des chefs d'entreprises ou des intellectuels. Des catégories sociales chez qui la prise de conscience est plus grande, l'information plus riche grâce à des médecins plus au fait des technologies modernes. Donc ces catégories sociales se font dépister, mais elles ne le déclarent pas pour des raisons de secret professionnel. Certains se font traités, beaucoup en guérissent, c'est-à-dire qu'ils passent le cap des dix ans de rémission. En revanche, très peu vont reconnaître la galère qu'ils ont traversée compte tenu des effets secondaires.

Enquête faite, toutes les formes de traitement se valent. Celles qui font appel à la radiothérapie bien conduite et bien dosée donnent de résultats satisfaisants dans la protection des nerfs érectiles, mais encore faut-il que le traitement soit bien dosé et conduit.

Les formes de traitement qui passent par l'ablation sont forcément les plus violentes. Autrefois, c'est-à-dire jusqu'à la fin du siècle dernier, c'était la seule technique possible et le chirurgien avait un seul but : enlever cette glande cancéreuse pour qu'elle ne déborde pas de métastases à l'extérieur de la prostate et entraîne le plus souvent un cancer des os. Pour éviter tout risque de métastases, le chirurgien ne s'embarrassait pas à jouer les Federer du bistouri.

Depuis une vingtaine d'années, on peut croire que les chirurgiens qui opèrent cherchent à conserver en bon état les fameuses bandelettes neurovasculaires (qui contiennent les nerfs qui servent à bander). Mais encore faut-il en convaincre les patients pour qu'ils acceptent cette intervention.

Dans le doute, certains vont consulter plusieurs médecins qui seront forcément tous d'un avis différent. Sans parler de ceux qui, par principe éthique, sont opposés aux techniques invasives. D'autres encore pensent (et peut-être à raison) que ce cancer, à évolution lente, va rester inoffensif pendant de nombreuses années. Cette caractéristique n'est d'ailleurs pas propre au cancer de la prostate.

L'état des lieux, des techniques et des alternatives est assez anxiogène parce qu'il est compliqué à cerner comme souvent en médecine. La seule chance de sortir de ce trou noir dans lequel on s'enfonce dès que le taux de PSA se met à monter sera dans les innovations apportées par l'arrivée des robots qui effectuent des opérations à la place des hommes. Ils combineront alors les ressources de l'intelligence artificielle, de la connectique, et permettront d'opérer une prostate à distance au micron près.

La main de Federer a permis de gagner des parties difficiles, mais le robot, lui, pourra toutes les réussir. Ces robots ont déjà commencé à travailler dans près de 80 hôpitaux en France et ils ont donné des résultats satisfaisants. Pour se prononcer, il faudra attendre toutes les études cliniques, mais, en théorie, les risques de dégâts collatéraux éventuels sont minimes. L'anxiété du patient qui tremble de perdre sa virilité pourra donc bientôt tomber.

Le mariage de la robotique avec l'intelligence artificielle (IA) permettra de faire sortir le cancer de la prostate de la liste des maladies maudites.

Un jour, le cancer de la prostate ne sera plus tabou. On pourra alors enfin en parler.

CONCLUSION

La vie devant soi

Il fallait vivre.

Le temps passé avec les spécialistes n'avait pas été inutile, même avec le chirurgien qui m'avait opéré et que j'ai maudit en reconnaissant après coup qu'il avait fait le job et m'avait obligé, par défaut, à gérer l'émotion plus intime.

Le temps passé avec ce fameux docteur House m'a déverrouillé de l'intérieur, parce que j'étais tétanisé par l'échec sexuel. C'est lui aussi qui m'a appris que la jouissance ne m'était pas interdite, et, surtout, qu'il existe mille moyens de vivre cette libido qui appelait au secours.

Le temps passé avec Amandine, qui s'était chargée du contrôle technique en quelque sorte, m'a prouvé que j'étais bien vivant et que cette vie pouvait être encore magnifique à condition d'en trouver les clefs.

Le temps passé avec quelques amis en qui j'avais confiance et qui m'apportaient des livres, à l'image de Paul qui me fit redécouvrir Émile Ajar derrière Romain Gary. Mes confrères passés par cette épreuve et qui ont préféré laisser leur cancer dans l'ombre, comme ceux, plus rares, qui ont pensé que la lumière pouvait être utiles aux autres.

Le temps passé avec mes enfants qui ne savaient rien mais qui ont tout deviné sans jamais poser de questions auxquelles je n'aurais pas su répondre.

Le temps passé avec leur mère également, qui revenait avec son affection et me démontrait que rien ne valait mieux que d'être vivant.

Tout ce temps passé accompagné à été essentiel, bénéfique, fondamental pour me reconstruire, pour prendre la responsabilité et assumer la vérité.

Une vie, ma vie, qu'il a fallu arracher à la maladie, avec l'aide de la science, oui, parce que le traitement pour lutter contre ce type de cancer a fait beaucoup de progrès depuis dix ans. Je suis persuadé d'ailleurs que celui-ci en sauvera encore davantage dans les prochaines années grâce aux robots habités d'une intelligence artificielle qui seront encore plus précis que tous les Roger Federer du bistouri. Mais l'essentiel n'est pas là. Les crises rendent intelligent dit-on, parce que souvent nous n'avons pas le choix, il faut survivre coûte que coûte. Les galères de santé font grandir. Cette bataille m'a permis d'acquérir quelques convictions auxquelles je suis définitivement attaché : le cancer de la prostate n'est ni mortel ni insupportable, à trois conditions.

La première, c'est qu'il faut se faire dépister le plus tôt possible. On peut même penser qu'il serait bon de rendre ce dépistage obligatoire. Mais n'a-t-on pas assez d'obligations à respecter dans les domaines les plus variés et les plus divers ? Le mieux est de faire comprendre à chacun que son intérêt est de savoir ce qu'il risque. La responsabilité en incombe au médecin bien sûr, mais surtout à chacun d'entre-nous.

La deuxième condition est de disposer d'information complète pour choisir les traitements et les protocoles en connaissance de cause, ce qui est rarement le cas. Le succès de l'opération vient de l'expertise du médecin mais aussi de l'adhésion du patient à ce qui lui est proposé.

La troisième condition est d'être entouré, soutenu, aimé pendant toute cette longue période. On sauve les malades pourvu qu'ils soient dépistés à temps, mais pour guérir véritablement, il leur faut recevoir beaucoup d'amour. Le rayon vert ne se donne pas facilement. Il faut sacrement le mériter.

Je n'avais donc pas fait tout ce chemin pour rien malgré quatre analyses de sang par an pendant dix ans, une dizaine d'IRM, autant de touchers rectaux alors que l'essence de mon problème n'était pas dans mon cul, mais bien évidemment dans ma tête.

J'ai vécu ce que je pensais être l'enfer, or j'ai évité le pire, et Dieu sait si la tentation d'en finir a été forte. Je m'étais documenté sur toutes les façons possibles de terminer ma vie. Je n'avais pas de fusil de chasse comme Hemingway, ni même de revolver Smith & Wesson comme Romain Gary, mais j'avais stocké et essayé tous les médicaments théoriquement destinés à mettre un terme à cette humiliation permanente.

L'épreuve avait duré dix ans, dont la moitié a été épouvantable. Cinq années pour se redresser lentement.

Dix ans pendant lesquels on continue de travailler, parce que ça occupe. Dix ans pendant lesquels on essaie de séduire en faisant le beau, parce que ça rassure. Dix ans pendant lesquels on se sent ridicule. Dix ans pendant lesquels on répond chaque jour : « Oui ça va super, merci ! » ou on ajoute parfois qu'on a un peu mal dormi.

Quand, au bout de dix années, les cancérologues que je consultais m'ont dit que désormais je pouvais me considérer comme guéri, que le cancer avait été éliminé définitivement, la vie est devenue immédiatement plus légère.

Mais avant de voir le rayon vert, on peut aussi faire n'importe quoi. Pleurer des nuits entières, sortir avec des filles et les payer sans même pouvoir les toucher, essayer de se branler devant un film porno, supporter le regard des autres qui semble vous répéter jour après jour que vous êtes fini, vivre dans un premier temps aux côtés d'une femme qui vous fait espionner parce que vous ne couchez pas comme au cinéma, rechercher des filles faciles et sublimes qui n'auraient d'autre fonction que de vous donner l'énergie du plaisir. Mais les escort girls ne guérissent rien. Elles anesthésient au mieux la douleur un court instant.

Cette culture permissive mais très faux-cul m'était assez peu familière et c'est encore le docteur House qui m'a finalement complètement désinhibé en m'invitant à profiter de tous les moyens possibles – mais financièrement et légalement disponibles – pour exciter la libido.

L'époque n'est plus la même qu'autrefois. Même si Internet nous inonde d'images pornographiques et nous offre des milliers de sites de rencontre destinés à toutes les catégories d'hommes et de femmes, nous vivons quand même dans un pays où la pruderie a repris du terrain.

D'un côté, on ne parle que de performances sexuelles et, de l'autre, on accepte de plus en plus mal que des humains se donnent du plaisir en marge des codes sociaux et des normes morales. On ferme les yeux quand certains se bourrent les narines de farine blanche parce que c'est « chic » ou on leur pardonne de se perfuser à la vodka (parce que c'est moins cher).

Le temps passé à combattre les démons du mal qui avait saboté ma sexualité n'avait donc pas été inutile.

Je sais maintenant que si j'avais refusé cette opération chirurgicale, je serais déjà mort ou sur le point de l'être si on se fie à l'évolution moyenne de ce cancer. Je pris pleinement conscience que tout ce que j'avais enduré pour retrouver un équilibre devait malgré tout en valoir la peine.

Je peux même affirmer que toutes ces histoires de cul impossibles que j'avais si mal vécues ou fantasmées ou carrément inventées étaient assez dérisoires en fin de compte.

D'abord, parce qu'avant le cancer, je n'avais pratiquement jamais eu d'histoires de cul et que, franchement, ça ne m'avait jamais manqué. J'en parlais parfois comme beaucoup d'hommes, mais dans la vraie vie, j'ai toujours été d'une assez grande sobriété. Je n'en éprouvais aucune frustration. J'avais autre chose à faire et surtout d'autres moyens de tester un pseudo besoin de séduction comme disent les psy. La réalité, c'est qu'entre le travail qui me passionnait et m'occupait, et le service familial minimum, je n'avais guère de temps à consacrer au libertinage. Dans ces conditions, j'en venais même à me demander pourquoi cette difficulté à avoir des érections m'avait tellement pris la tête. En toute rationalité, j'aurais dû m'en moquer.

Ensuite, et avec le recul, je me suis aperçu que j'avais traversé dans ma petite vie des épreuves autrement plus douloureuses que ce cancer de la prostate, et que j'avais toujours trouvé le courage d'assumer ces épreuves sans l'ombre de l'idée du suicide. Les accidents de santé, la famille et les incartades professionnelles sont porteurs de problèmes qu'on finit toujours par assumer. Je m'étais sorti de tous ces combats sans une minute de découragement. Alors que ce cancer, dans une glande à peine plus grosse qu'une balle de golf, j'ai pensé ne jamais m'en sortir.

Par conséquent, à la sortie de ces dix années de galère, tout me paraissait joli : les lieux que je fréquentais et qui m'insupportaient jadis me semblaient merveilleux, les gens que je rencontrais me paraissaient plus intéressants, etc. Tout s'est passé comme si je sortais d'un parcours initiatique semblable par les émotions et le degré d'intensité à celui qu'on démarre à l'adolescence vers 14 ou 15 ans et qui se termine, quand tout se passe bien, vers 25 ou 30 ans.

Je me souviens parfaitement du mien, obsédé que j'étais par l'acné qui me polluait le visage, l'appareil dentaire qui m'interdisait d'embrasser les filles et de mon éjaculation précoce le jour où une copine glissa sa main dans mon slip alors qu'on assistait à une projection de *La Chevauchée fantastique* dans le réfectoire du lycée qui servait aussi de ciné-club.

Il m'avait fallu me rassurer déjà et tomber amoureux de nombreuses fois, travailler dur aussi pour exister et être le premier de la classe, ce qui, évidemment, n'était pas la meilleure chose pour séduire, briller, et être bien dans sa peau. Et puis la vie trouve son compte.

Un demi-siècle plus tard, le cancer m'oblige à changer de logiciel. Alors, qu'est-ce qui s'est passé ? *A priori* trois choses dont j'ai pris à peine conscience.

La première : accepter ce qui m'était arrivé, mais il m'a fallu du temps pour cela, quatre ou cinq ans peut-être, pour enfin parvenir à me lever le matin sans être dégouté de moi-même en me regardant à poil dans le miroir. Cinq ans pour réapprendre à avoir une vie sexuelle satisfaisante, après avoir tout essayé, essuyé des dizaines d'échec, jusqu'à comprendre et aimer Victor Hugo, ses conquêtes, ses remarques et ses commentaires qui m'ont eux aussi servi de leçon.

Et puis, un jour, naturellement, je me suis surpris à passer du temps et à prendre du plaisir avec quelqu'un. La plupart de mes amis en ont été étonnés. Mon ex-femme était revenue dans ma vie après plus de dix années de séparation.

Rien n'est plus difficile, dit-on, que de reconstruire une maison. Il faut apprendre que le ciment du couple ne se manifeste pas seulement dans une sexualité débridée.

A-t-on recouché ensemble ? Mystère !

A-t-on essayé ? Joker ! Même si, à partir d'un certain âge, on se rend compte qu'on n'est plus fait pour copuler comme des lapins.

Habitez-vous ensemble ? La réponse est oui et non. Oui pour les week-ends, non pour le travail. C'est, je trouve, une formule moderne pas désagréable. Je sais que nous ne serons plus jamais un couple comme les autres, mais je sais aussi que j'aurai toujours besoin d'elle. Que la réciproque doit être vrai. Que la relation est loyale, légère, mais respectueuse des envies et des besoins de chacun.

Il existe quelques sites Internet remarquablement faits (Urofrance, Prostanel, Santé Magazine) qui regorgent de conseils pour réussir sa vie sexuelle après l'opération. Ils sont sûrement très utiles en affirmant que ça peut fonctionner, mais peu vont détailler comment c'est possible concrètement. Il est difficile de cacher que le cancer de la prostate, comme celui du sein d'ailleurs, gâche la vie de beaucoup de couples touchés par ce mal alors qu'ils ont moins de 60 ans. Plus de la moitié des hommes et des femmes concèdent que les effets induits sont à l'origine de tensions, puis de séparation. 75 % des femmes, 70 % des hommes. Toutefois, on s'aperçoit que les dysfonctionnements et les mésententes de ces couples étaient parfois antérieurs à la découverte du cancer qui, avec ses effets induits, n'a servi que de révélateur aux difficultés qui préexistaient.

Ma chance – parce que je considère que c'est une véritable chance – a sans doute été de reconstruire mon couple pendant et après le cancer.

Avoir quelqu'un à qui parler de ses frustrations, de ses difficultés, a été un facteur de réussite essentiel. La majorité des hommes n'ose pas en parler. Moi-même, j'ai mis quatre ans avant de me poser la question sérieusement avec mon cardiologue d'abord, puis avec le docteur House ensuite. Pourquoi ? Parce que le sujet est trop intime, parce qu'on a évidemment peur qu'il n'existe aucune solution positive. Le médecin, après tout, annonce souvent les mauvaises nouvelles… Pourtant, au bout d'un certain temps, on accepte et on reconnaît que ces dysfonctionnements sont le prix à payer du vieillissement. C'est, du moins, ce qu'on finit par croire. En vieillissant, on court moins vite, on prend des rides et des cheveux blancs, on perd beaucoup de moyens d'agir, de séduire... on doit donc réinventer sa sexualité en permanence, ou alors tout abandonner.

Objectivement, je ne sais maintenant qu'aucun dysfonctionnement n'est fatal ou définitif. Encore faut-il dépister le mal très vite, le traiter sans tarder et trouver des médecins qui s'occupent plus d'aider, d'accompagner le malade après, que de multiplier les opérations chirurgicales. La chirurgie m'a conservé en vie, mais il m'a fallu des années pour croire que la satisfaction sexuelle pouvait redevenir un élément clef de ma nouvelle vie. Il m'a surtout fallu retrouver confiance en moi. La dernière raison, c'est que ce cancer m'a appris tellement de choses sur la vie qu'elle est changée à tout jamais.

Le cancer de la prostate est le cancer le plus fréquent chez l'homme. Celui qui fait le plus de morts. L'espérance de vie augmente sans cesse, c'est pourquoi beaucoup de cancer apparaissent, ce qui n'était pas le cas quand la vie était plus courte. Bref, on découvre des cancers chez des patients de plus en plus jeunes. Dès 40 ans, parfois même avant. Comme le cancer du sein chez la femme.

Pendant longtemps, on nous a expliqué que les antillais étaient les personnes les plus touchés par le cancer parce qu'ils étaient exposés au soleil. Jusqu'au jour où on a découvert que les Norvégiens étaient parmi les plus vulnérables. Dans leur cas, on nous a alors expliqué que c'est parce qu'ils n'avaient pas assez de soleil.

Pendant longtemps, on a privilégié les facteurs génétiques ou ethniques. Mais ces explications ne tiennent pas. Même si les Noirs sont plus touchés que les asiatiques ou les blancs, les Français de la métropole sont parmi les plus affectés du monde (trois fois plus que la moyenne mondiale). L'Australie et la Nouvelle-Zélande ont quant à eux un taux 26 fois plus élevé que l'Asie du sud-est ou l'Asie centrale[1].

Toutes ces données sont assez incompréhensibles, voire contradictoires, et ne permettent en aucun cas de tirer des conclusions satisfaisantes. En revanche, on sait que le niveau social a un impact important. Les pauvres ont plus de risques de mourir du cancer de la prostate que les riches, c'est gravé dans les statistiques de la santé publique. La raison en est simple : ils sont moins nombreux à se faire dépister. On traite les riches plus vite et mieux. Classique.

Par ailleurs, il paraît évident désormais que le coupable présumé du cancer de la prostate se cache

---

1. https://www.ozy.com/acumen/whats-poisoning-martiniques-men/63264

dans l'environnement et notamment dans les perturbateurs endocriniens. Ceux-ci sont présents aussi bien dans les produits alimentaires (non bio) que dans nombreux produits et objets de la vie quotidienne, notamment les cosmétiques et tous les plastifiants.

D'une façon générale, le cancer de la prostate est comme celui du sein chez la femme. Il provient d'un bug dans le système hormonal et ce bug peut avoir diverses d'origines, mais regardons la réalité en face : ce bug est essentiellement lié à notre mode de vie.

La prévention contre le cancer, tous les cancers, passera par une prise en compte réelle de l'environnement et de l'alimentation.

Le cancer a changé ma relation aux autres et notamment aux femmes. Mes engagements sont moins nombreux, mais mieux rangés et plus forts. Je sais pourquoi je me réveille chaque matin avec un plaisir nouveau et jouissif. Le plaisir d'écrire, d'expliquer, d'enseigner et d'apprendre. Le plaisir de marcher, de nager, de rire, de se battre avec soi-même en lançant une petite balle de golf. Le plaisir de jouer *Let It Be* au piano, de savourer un verre de haut-médoc et le plaisir léger d'avoir encore envie de poser le regard sur « le genou de Claire », redevenu aussi émouvant que ce qu'en disait Éric Rohmer.

La vie est belle et elle se trouve encore devant moi.

Trouville, février 2021.

REMERCIEMENTS

On est tellement seul face à cette maladie qu'on n'en parle à personne. Toutefois, je me dois néanmoins de remercier les quelques amis qui savaient et qui ont évité de me raconter des histoires de cul.

Plus sérieusement, ce récit n'aurait pas été possible sans les médecins qui ont demandé le dépistage sans même m'en parler. Une pensée au chirurgien urologue que j'ai maudit jusqu'au moment où j'ai su qu'il avait raison. Une autre pensée pour Amandine, cette infirmière qui… (vous le lirez dans le livre). Une pensée pour Coline, infirmière originaire de Martinique, qui m'a éclairé sur le triste record du monde des malades de la prostate détenu par sa région, pour cause de perturbateurs endocriniens. Merci à Franz-Olivier Giesbert qui a eu, le premier, le courage de rendre public les méfaits du cancer de la prostate. Merci aussi à mon confrère et ami, Jean-Pierre Pernaut, qui a eu, lui aussi, le courage de parler de ce dont il souffrait.

Merci à tous ceux qui ont choisi d'ouvrir leur gueule et qui m'ont encouragé à le faire. Parce que l'ignorance dans laquelle on nous tient sur la question de la prostate est un pur scandale français.

Je dois beaucoup à l'Association française d'urologie qui se bat avec des petits moyens pour la prévention et le dépistage.

Je voulais remercier également tous ceux qui m'ont remis au sport et redonné le goût de taper dans une petite balle blanche dans des lieux souvent magiques. La recherche de l'esthétique du geste était plus épanouissante que la performance physique. Merci à celle qui m'a remis au piano et convaincu qu'avec quelques accords mineurs, on pouvait retrouver la foi dans la vie. Merci à Coco qui a fait toujours beaucoup plus que ce qu'elle croit pouvoir faire par sa présence, son intelligence, sa rigueur et son amour. Merci à Granny qui, du haut de ses 96 ans, sans mot dire et à chaque pas, donne une leçon de vie. Merci à Trouville qui, un soir de juillet, est allé jusqu'à m'offrir le rayon vert. Merci à mes enfants pour leur discrétion. Et pardon à tous ceux que j'aurais pu gêner, bousculer ou même vexer, parce qu'en dépit de tous les efforts qu'on fait, cette saleté nous rend parfois de très mauvaise humeur. Merci à Jean-Yves Bry qui m'a convaincu d'écrire cette histoire, à Lise Boëll qui m'a pris sous son aile et à mon éditrice, Estelle Cerutti, qui m'a guidé avec patience et indulgence. Qu'elle sache que les maladresses ou les erreurs, sont de mon fait. Sans elle, je n'aurais jamais pu terminer cette histoire vraie où tout est presque faux, sauf le cancer, l'amour et moi-même…

Remerciements

Merci à tous parce que, grâce à vous, la seule chose dont je sois sûr, c'est qu'après la bataille, on peut gagner la vie. Tout n'est pas foutu, jamais, la vie continue et c'est tellement bon.

TABLE DES MATIÈRES

DU MÊME AUTEUR

La Stratégie financière de l'Entreprise, Seghers, 1973.

La France bancale, Éditions Robert Laffont, 1978.

L'État patron, c'est moi, Flammarion, 1984.

Le Guide SVP de l'Europe, en association avec l'association SVP, 1994.

Tout compte fait, TF1 Éditions, 1995.

Une petite douleur à l'épaule gauche, Ramsay, 2003. Prix vérité 2003.

Petites leçons d'économie à la portée de tous, Buchet Chastel, 2007.

Le Roman vrai de la crise financière, avec Olivier Pastré, Perrin, 2008. Prix Turgot 2009.

La France piégée : comprendre la crise, Buchet Chastel, 2008.

Nouvelles petites leçons d'économies pour ceux qui doutent des promesses qu'on leur fait, Flammarion, 2011.

On nous ment ! Vérités et légendes sur la crise, avec Olivier Pastré, Fayard, 2011.

Tout va bien (ou presque) : La preuve en 18 leçons, avec Olivier Pastré, Fayard, 2013.

Écomania, les clefs de l'économie – 1 000 questions pour gagner des millions !, avec Julien Gagliardi, Marabout, 2016.

Les Grands entretiens de l'Histoire, Éditions Saint Simon, 2018.

Composition Nord Compo
Impression CPI Bussière en mars 2021
Éditions Albin Michel
22, rue Huyghens, 75014 Paris
www.albin-michel.fr
ISBN : 978-2-226-44598-8
N° d'édition : 23761/01 – N° d'impression : 2055764
Dépôt légal : avril 2021
Imprimé en France